刘清泉中医救治危重症医案集

主　编　　刘清泉　　陈腾飞

副主编　　王晓鹏　罗　丹　哈雁翔　丁雪霏

编　委　　孔令博　付跃峰　张　庆　林孟轲

　　　　　邵　飞　张　磊　杨宇飞　卢幼然

全国百佳图书出版单位

中国中医药出版社

·北京·

图书在版编目（CIP）数据

刘清泉中医救治危重症医案集 / 刘清泉，陈腾飞
主编 . — 北京：中国中医药出版社，2022.9（2023.12 重印）
ISBN 978-7-5132-7782-2

Ⅰ . ①刘… Ⅱ . ①刘… ②陈… Ⅲ . ①急性病—
医案—汇编—中国—现代 ②险症—医案—汇编—
中国—现代 Ⅳ . ① R278

中国版本图书馆 CIP 数据核字（2022）第 160631 号

中国中医药出版社出版

北京经济技术开发区科创十三街 31 号院二区 8 号楼
邮政编码　100176
传真　010-64405721
山东润声印务有限公司印刷
各地新华书店经销

开本 880×1230　1/32　印张 6.25　字数 144 千字
2022 年 9 月第 1 版　2023 年 12 月第 2 次印刷
书号　ISBN 978-7-5132-7782-2

定价　39.00 元
网址　www.cptcm.com

服 务 热 线　010-64405510
购 书 热 线　010-89535836
维 权 打 假　010-64405753

微信服务号　zgzyycbs
微商城网址　https://kdt.im/LIdUGr
官 方 微 博　http://e.weibo.com/cptcm
天猫旗舰店网址　https://zgzyycbs.tmall.com

如有印装质量问题请与本社出版部联系（010-64405510）
版权专有　侵权必究

编写说明

我的导师刘清泉教授是我国著名的中医急诊重症学者，老师对于中医急诊重症学科的发展做出了重要贡献，老师理论造诣深厚，学术特色鲜明，临床经验丰富，疗效突出，但因工作繁忙无暇整理自己的医疗经验。我在读研究生期间目睹老师治疗急重症之卓效，深以"如此经验未能分享流传"为憾事，遂不揣简陋，在老师的指导下整理出版了老师的医疗经验集《中医急诊临床三十年》，此书出版后反响较好，短时间内图书又加印发行。但此书未能收集到老师在 ICU 诊治的病例，因我当时尚未从事 ICU 的临床工作，医案无从搜集，只能留此缺憾。

我自参加临床工作以来，开始有意识地保留整理老师在 ICU 会诊的病例，历时多年，终于成册。ICU 的历史较短，至今尚未见 ICU 中医医案专著出版。对于 ICU 的中医医案如何整理，还缺乏可供借鉴的标准。ICU 的疾病是危重且复杂的，治疗是综合且动态的，如何真实地呈现 ICU 场景，是医案整理的难点。在医案的整理中不可能回避现代的医疗救治技术、治疗药物，因为没有它们便不能游刃有余地去救治患者，如果把这些"不能回避"的部分都讲得透彻，那么书的一半都会被看似与中医无关的内容所占据。取舍之间，实在很难，我们只能摸索着前行！

这些医案中的大多数都是我所亲历的，如"重用白虎汤送服紫雪散救治脓毒性休克案"和"益气摄血治疗原位肝癌二次肝移植术后腹腔渗血案"就是我读研究生三年级期间，在友谊医院 ICU 学习时所目睹的。那位肝移植术后渗血不止的患者，是在我的请求下老师"额外"会诊的，我当时尚不懂会诊的流程和服用中药的复杂性，只是简单地认为这位患者用了中药还能救活。在观摩老师诊治这两例患者之前，作为一个中医学子，我不知道如何面对躺在 ICU 病床上的患者，他们不能说话，浑身插满了管子，气管插管的牙垫和固定在嘴唇上的胶布使得望诊舌象困难重重，放置在桡动脉里的 ABP 监测使得中医的"寸口脉"变得面目全非，这些患者每天会有各种各样的辅助检查回报结果，遣方用药到底以何为据。老师的会诊速度很快，但我看出了"门道"，那就是倚重"望""切"二诊，大道至简，在阴阳虚实之间寻找疾病的破解之道。

这册医案集由我和众多同门共同整理而完成，为了体现对于老师学术的传承，也选择了数则我们在老师学术思想指导下所诊治的危重症医案，作为本书的附篇。

我们都已经由曾经的学生走上了各个临床岗位，整理医案的过程中仿佛再次回到了上学的时候，门诊结束后围坐在一起聆听老师的教诲。

老师会诊救治的危重患者不计其数，我们所能收集到的重症医案只是其中极少的一部分。限于我们的学识和经验，整理的过程中难免存在很多问题，还请方家批评指正！

北京中医医院重症医学科　陈腾飞

2022 年 7 月 5 日

目　录

附　薪火传承救治危重症案例

1. 重用白虎汤送服紫雪散救治脓毒性休克案

发热伴全身或局部皮疹是很多疾病可能出现的症状，大致可分为病毒或细菌感染性疾病、变态反应性皮肤病、自身免疫性疾病、恶性肿瘤四大类。本案患者属于感染引起的，但自始至终未能寻找到明确的感染部位。当患者出现感染性休克后，按西医指南治疗，患者的症状仍然在加重，最终在中医的参与下，中西医结合救治，使病势得以快速逆转，最终痊愈。

患者张某，女，32岁，主因"间断发热伴皮疹1周"，于2014年10月26日入院，2014年11月2日由感染科转入某医院ICU病房。

病历摘要：患者1周前，无明显诱因出现恶寒身痛，随即出现发热，体温在39℃以上，自服解热药物则汗出热退，退热后热势再起。伴见恶心，食欲不佳。因发热反复不愈，遂就诊于某医院感染科，发热原因未查明，考虑存在脓毒性休克。患者既往体健，否认疫区旅行史，否认传染病接触史。于2014年11月2日转入ICU治疗，完善病原学等相关检查，查WBC超过20×10^9/L，予泰能经验性抗感染治疗及液体复苏，经补液后患者心率逐渐平稳，血压回升。11月4日下午，患者体温再次升高到39℃，呼吸次数超过30次/分，出现ARDS，心率增至140次/分，血压下降，急予气管插管，呼吸机辅助通气，

CRRT 肾替代治疗，并行 PICCO 监测血流动力学，予血管活性药物维持血压。患者不能排除传染病，故转入可以通风的病房，并进一步完善更多的病原体检查。

2014-11-6，刘清泉教授会诊：会诊时患者处于药物镇静状态，呼吸机辅助通气，血滤支持治疗，多巴胺、去甲肾上腺素维持血压。PICCO 显示体温 36℃，因为血滤起到了持续的物理降温作用。

诊查思路：患者是无法主诉的，中医的辨证要点，全靠医生提炼。刘清泉教授查看患者后，主要通过"望诊"和"切诊"，结合询问床旁护士、主管医生、查看特护记录单等"问诊"形式，提炼出了以下阳性体征：患者面红目赤，前胸及四肢红疹隐隐，四肢冰凉，胸腹灼热。可自主排水样便，每日 1 次，小便少。舌质淡，脉数。（按：本书所有气管插管镇静治疗的患者，均按照此"诊查思路"进行，后面不再单列出"诊查思路"项目）

临床思维：患者属于"外感病"范畴，结合发热、皮疹，符合"温病"特点，采用卫气营血辨证方法分析。患者发病之初有恶寒身痛，现在距离发病 1 周多，经过了各种治疗，卫分证已消失。患者高热、面红、目赤，提示内热炽盛，首先考虑为热在气分。患者同时出现了"红疹隐隐"。疹与斑不同，疹压之可褪色，斑成片状，压之不褪色，疹是热扰营分的征象，斑是热入血分的征象。"红疹隐隐"提示热邪已由气分渐扰营血。患者出现"四肢厥冷"，需要鉴别"阳气欲脱"之厥和"热深厥深"之厥。患者急性起病，高热，病程 1 周，一般不会出现"阳气欲脱"之厥，患者胸腹灼热，因此断为"热深厥深"。治疗需要清气分热为主，兼顾清营，已经出现了"阴阳气不相顺接"之厥，故要加入调畅气机治法。

处方予白虎加人参汤加减，送服紫雪散。

生石膏 100g，知母 10g，红参 30g，炙甘草 6g，赤芍 30g，丹皮 15g，生大黄 15g，柴胡 15g，青蒿 30g，银花 60g。6 剂，水煎服，每日服用两剂，6 小时服用 1 次。

另予紫雪散 1.5g，每天 2 次，以汤药送服。

方药分析：白虎汤治疗气分热盛，加入人参而且是红参，是因为 ICU 的补液治疗、降温治疗、抗感染治疗均会耗伤患者的阳气，现在患者正气已伤，出现了休克、ARDS 等脏器损伤，所以要加红人参以补元气，要点是用量不宜太大，30g 即可。热邪已波及营分，赤芍、丹皮清营血分之热，"入营犹可透热转气"，加入银花和青蒿即此意。加入柴胡有四逆散之义，患者胸腹灼热，四肢冰凉，属于热深厥深，用四逆散开达气机。此处用大黄替代枳实，是取其解毒泻热力量更强，通过泻下以调畅气机。

治疗结果：患者服药 1 天后，疹点即消退，逐渐下调药物及脏器支持力度，服药第三日已撤离脏器支持，患者诸症转佳，可下床活动，进食米粥，遂转入感染科病房善后治疗。

按语：我于 2014 年 11 月 3 日查看患者，鼻导管吸氧，神清，精神可，可与之交流。望诊可见颈后、前胸散在淡红色皮疹。问诊刻下症状，觉恶寒，无汗，周身疼痛，咽部微痛（察其咽部无红肿，扁桃体正常），口干不渴，恶心，不欲饮食，饮少量温水，一次饮水过多即恶心欲呕。无腹满、大便干结症状，视其尿袋尿液清亮。舌质暗偏红，苔薄白腻，双脉沉细。随导师门诊，说起此病例，导师考虑可能是 H3N2 流感病毒感染，是典型的中医伤寒，可以用麻黄汤合小柴胡汤，或者用麻黄附子细辛汤合小柴胡汤，因为脉沉细。但次日考虑用此方时，患者证型已经发生了改变，遂未用。患者在收入感染科最初 1 周，反复发热，屡用解热药物使汗出，并且在饮食摄入很少、营养不能得到补给的情况下，患者也未出现ARDS。但为什么进入ICU后，在监测CVP较精确地补液、纠正电解质紊乱、有先进的生命支持设备等条件下，病情突然会加重了？其所有的治疗都按感染性休克的治疗指南进行，除了一直未筛出阳性病原体，只能根据经验使用并调整抗生素之外，均没有失误和治疗不当之处。我从中医学的角度进行了这样的思考，外感热病，表邪仍在，就应该通过肌表汗出而解，患者始终有表证，进入ICU时也未见明显里证。人体气机有其升降出入，表邪不解，气机不能外达，根据指标大量补液，液体不能随气机而布散于表，气机之出废则以气机之升代偿。肺主皮毛，津液不能布散于皮毛，则内逆于肺，故出现ARDS。如果此患者进入ICU后，已得到了现代医学所有恰当的支持治疗，发现其表证仍在，配合麻黄汤（或麻黄附子细辛汤）合小柴胡汤，祛其表邪，是否能避免后续的病情恶化呢？这个问题需要临床实践来回答。但从中医的经验来看，同时给予中药干预只会有益，不会有害。

2. 重用大柴胡汤救治脓毒性休克案

脓毒症（sepsis）是由感染引起的全身炎症免疫反应失调，导致脏器功能受损的一类疾病。脓毒性休克是指脓毒症合并严重的循环障碍，是脓毒症中死亡率较高的类型。本案患者因"发热伴恶寒寒战6小时"就诊于北京中医医院急诊科，经抗感染及补液后血压仍持续下降，由急诊科以"脓毒性休克"收入重症医学科系统治疗。入ICU完善相关检查，依然未明确导致脓毒性休克的感染源，但经中西结合治疗18天后治愈。在治疗方面，西医主要为抗感染、补液、升压、呼吸机辅助通气、CRRT、营养支持等；中医从伏邪辨治，以大柴胡汤加减为基本方，送服安宫牛黄丸，经中药治疗，患者自始至终胃肠功能良好，最终意识完全恢复。

患者王某，男，85岁。主因"发热伴恶寒寒战6小时"就诊，由急诊科以"脓毒性休克"收入ICU治疗。

病历摘要：患者2018年7月3日无明显诱因出现发热，恶寒，寒战，无咽痛，无咳嗽咯痰，体温最高40.1℃，无喘憋胸痛，无恶心呕吐，无尿频急痛，无腹痛腹泻，在我院急诊科就诊，查WBC $9.7×10^9$/L，CRP 5.8mg/L，N 90.1%，予抗感染等治疗后，患者血压持续下降，呼吸喘促，因病情危重，于2018年7月3日傍晚以"脓毒性休克"收入ICU继续治疗。入院查体：T 39.6℃，HR 110次/分，R 38次/分，BP 98/55mmHg（补液扩容状态下）。患者呈嗜睡状态，听诊双肺呼吸音粗，未闻及干湿啰音，四肢欠温，双下肢无水肿，心腹查体（－）。既往病史：冠状动脉粥样硬化性心脏病史20余年，9年前因急性心肌梗死在北大医院置入2枚支架。2型糖尿病10余年，高血压病史10余年。5年前因肝脓肿在我院外科行CT引导下经皮肝脓肿穿刺引流术。辅助检查：7月3日抽取血培养，7月4日报告为阳球菌感染，7月9日血培养回报提示为乳链球菌。入ICU后再次复查胸部CT、腹部CT、头部CT，均未见新发病灶。初步诊断为脓毒性休克、败血症、重度ARDS、DIC、急性肝损伤、急性肾损伤、脓毒性心肌损害、冠状动脉粥样硬化性心脏病、冠状动脉支架植入术后状态、心功能不全［心功能Ⅳ级（NYHA分级）］、陈旧性脑梗死、高血压、2型糖尿病伴血糖控制不佳、电解质紊乱、低蛋白血症。主要西医治疗：①抗感染：亚胺培南西司他丁钠0.5g，q6h（7月3～6日）；去甲万古霉素0.8g，q12h（7月4～9日）；美罗培南1g，q8h（7月4～13日）；万古霉素1g，q8h（7月10～16日）；头孢哌酮舒巴坦钠3g，q8h（7月13～16日）。②纠正休克：补液，并予去甲肾上腺素、多巴胺持续泵入维持血压，氢化可的松每日200mg抗休克（7月6～12日）。③呼吸机辅助通气：气管插管，呼吸机辅助通气（7月4～16日）。④血液净化治疗：CRRT防治急性肾损伤并清除炎性介质（7月4～9日）。⑤纠正DIC：输注新鲜血浆400mL（7月4日），输注血小板1个治疗量（7月7日，PLT18×10⁹/L），低分子肝素抗凝。⑥营养支持：肠内营养液瑞代1500mL/d胃管持续泵入（7月3～12日）。

2018-7-4，一诊：患者嗜睡，四肢厥冷，脉沉数。升压药维持血压，呼吸机辅助通气。

临床思维：该患者骤然发病，进展迅速，6小时内便出现高热寒战，体温 40.1℃。抗感染及补液后血压仍持续下降，并出现嗜睡，四肢厥冷。根据患者发病特点来看，属中医"伏邪温病"范畴。王孟英《温热经纬》云："伏气温病，自里出表，乃先由血分，后达于气分。""伏气为病，皆自内而之外，不止春温一病。盖四时之气，皆有伏久而发者，不可不知也。"该患者高龄，基础病多，正气虚弱，具有邪气潜伏的条件。患者发病即出现神志欠清，四肢厥冷，此属阴血分热邪炽盛，扰动心包。《伤寒论》335 条云："伤寒一二日至四五日厥者，必发热。前热者，后必厥。厥深者，热亦深；厥微者，热亦微。"此为邪热内闭，且患者已经出现了正气欲脱，如果没有升压药物维持血压、呼吸机辅助通气，患者可能已经死亡。伏气温病的治疗，不能囿于"卫之后，方言气，营之后，方言血"的框框，而应早用清热、解毒、攻下，以祛邪为目标，使药先于病，截断其发展，治疗需要在清热解毒、凉血开窍、透邪外达基础上扶正固脱。

处方予大柴胡汤合葛根芩连汤加减，送服安宫牛黄丸。

柴胡 60g，黄芩 30g，清半夏 30g，枳实 60g，大黄 30g，红参 120g，葛根 60g，黄连 15g，赤芍 30g，炙甘草 10g。2 剂，共煎煮 800mL，每 6h 饲汤药 200mL，24 小时内送服安宫牛黄丸 2 丸。

方药分析：大柴胡汤方中柴胡、芍药、枳实即四逆散，畅气机，透热外达，黄连、黄芩解毒，大黄通腑，使邪热由下而解。患者发病之初有恶寒，此为邪热内伏又兼有表证，柴胡、葛根解表。大剂量红参补元气，扶正固脱。吴鞠通在《温病条辨》中言安宫牛黄丸乃"芳香化秽浊而利诸窍，咸寒保肾水而安心体，苦寒通火腑而泻心用之方也""郁金草之香，梅片木之香，雄黄石之香，麝香乃精血之香，合四香以为用，使闭固之邪热温毒深在厥阴之分者，一齐从内透出，而邪秽自消，神明可复也"，故安宫牛黄丸可使内闭厥阴包络之邪透出。

现代研究表明，柴胡具有抗炎、抗菌、抗病毒、免疫调节等作用，大剂量使用有退热的作用。赤芍具有清热解毒、凉血散瘀之用，《医学衷中参西录》言"芍药原有白、赤二种……至于化瘀血，赤者较优……为其能化毒热之瘀血不使溃脓也"。该患者以阴分热毒为主，故本方按照《伤寒论》原法用赤芍。枳实行气破结，除了协同大黄兴奋胃肠外，且具有良好的抗休克作用。大黄具有通腑泄热、凉血解毒功用，药理研究发现，大黄可以通过影响肠道细菌微生态、保护肠道屏障功能的完整性、调节机体免疫力、抑制脂多糖诱生的细胞因子来治疗脓毒症。

2018-7-5，二诊：患者服药后未排便，刘清泉教授指示前方加芒硝30g，加强通腑泄热之力。仍是24小时服药2剂，送服安宫牛黄丸2丸。

2018-7-6，三诊：服药后腑气得通，CRRT间歇期间测体温最高40.5℃。CRRT具有物理降温的作用，CRRT期间发热症状会被掩盖。患者仍有高热，邪热炽盛，仍需重用凉血解毒，透邪外达，拟方如下：

鲜地黄300g，大黄60g，青蒿60g，银花120g，生甘草15g。1剂，煎煮400mL，每12小时取200mL汤药送服安宫牛黄丸1丸。

2018-7-7，四诊：服上方后患者未排便，请示刘清泉教授后，再次予大柴胡汤清透邪热，加入芒硝以协助大黄通便泻热，加入人参补元气扶正固脱。

柴胡60g，黄芩30g，半夏30g，枳实60g，大黄30g，红参120g，芒硝30g，赤芍60g。3剂，煎煮法同前，每日1剂，共送服安宫牛黄丸5丸。

2018-7-10，五诊：停用CRRT，测体温最高39.6℃。患者仍有高热，予大柴胡汤合犀角地黄汤加减。

柴胡 60g，黄芩 30g，半夏 30g，枳实 60g，大黄 30g，红参 120g，水牛角 90g，丹皮 30g，丹参 30g，鲜地黄 60g。1 剂，煎煮 400mL，每 12 小时取 200mL 汤药鼻饲，共送服安宫牛黄丸 1 丸。

2018-7-11，六诊：体温最高 38.5℃，邪热渐退。舌苔渐浊腻，湿浊显露。停用安宫牛黄丸。予大柴胡汤加丹皮、水牛角清热解毒，凉血透邪，加苍术、槟榔、草果化湿浊。

柴胡 45g，黄芩 30g，半夏 30g，枳实 45g，大黄 30g，红参 120g，水牛角 90g，赤芍 60g，槟榔 30g，丹皮 30g，草果 15g，苍术 30g。1 剂，煎煮 400mL，每 12 小时取 200mL 汤药鼻饲。

2018-7-12，七诊：体温最高 38℃，体温渐趋下降，上方加减再进。

柴胡 30g，黄芩 30g，半夏 30g，枳实 45g，大黄 30g，红参 120g，水牛角 60g，赤芍 30g，槟榔 30g，丹皮 30g，鲜地黄 60g，苍术 30g。1 剂，煎服法同前。

方药分析：患者虽热渐退，但邪深郁久，郁久热重，耗气伤阴较重，清代医家柳宝诒言"其或邪已化热，则邪热燎原，最易灼伤阴液，阴液一伤，变证蜂起"，继加鲜地黄 60g 固护阴液。

2018-7-13，八诊：体温最高 38.5℃，双下肢水肿。水湿渐生，浸渍经脉隧道，加用甘遂、秦艽、滑石、草果等祛水利湿。

柴胡 60g，黄芩 30g，半夏 30g，枳实 45g，甘遂 0.6g（分冲），红参 120g，厚朴 30g，滑石 30g，槟榔 30g，草果 15g，秦艽 15g，苍术 30g。1 剂，煎服法同前。

方药分析：患者出现双下肢水肿，湿浊加重，上方去鲜地黄，加甘遂、秦艽、滑石、草果。甘遂，《长沙药解》云："味苦,性寒,入足太阳膀胱经,善泻积水,能驱宿物。"秦艽,《神农本草经》云:"主寒热邪气,寒湿,风痹,肢节痛,下水,利小便。"滑石,《长沙药解》云:"清膀胱湿热,通水道之淋涩。"四药合用,可增加逐水祛湿、利小便之效。

2018-7-14,九诊:体温最高37.3℃,热邪渐退,继续加重祛水利湿之力,上方加减。

柴胡30g,黄芩20g,半夏30g,秦艽15g,甘遂0.3g(分冲),红参120g,厚朴30g,滑石30g,槟榔30g,草果15g,石菖蒲30g,苍术30g。2剂,每日1剂,煎服法同前。

方药分析:患者食欲差,困乏,上方加石菖蒲。《玉楸药解》云:"菖蒲辛烈疏通,开隧窍瘀阻,除神志迷塞,消心下伏梁,逐经络湿痹。"石菖蒲可增加化湿醒脾和胃的作用。

2018-7-16,十诊:体温最高36.3℃,热邪已退,意识恢复欠佳。予平胃散合菖蒲郁金汤,化湿醒脾,芳香开窍。

厚朴30g,陈皮15g,苍术60g,石菖蒲30g,郁金30g,红参150g,大戟0.6g(分冲)。水煎服,每日1剂。

治疗结果:经治疗后患者病情好转,7月18日顺利脱离呼吸机,拔除气管插管。此后中药以益气、化湿、健脾、养阴等法加减扶助正气,经治疗患者痊愈,意识及肢体活动、饮食、二便完全恢复正常。

按语:本患者病情危重,进展迅速,从西医角度来看,患者7月3日抽取血培养,7月4日即报告为革兰阳性球菌,7月10日送外院检测结果提示为敏感的金黄色葡萄球菌,在此期间始终在使用能够覆盖金黄色葡萄球菌的抗菌药物,疗效并不理想,7月10日换用万古霉素(中药换用大柴胡汤合犀角地黄汤)后发热开始缓解,很难评价中西药物对于疗效的贡献。但患者在ICU期间自始至终胃肠功能良好,大便基本通畅,未发生胃肠功能障碍、胃液储留现象，肠内营养喂养始终顺利，意识最终恢复至正常水平，未出现严重脑损害，这与中医药的全程参与有直接的关系。

综观治疗全过程，大概可分为三个阶段：第一阶段为初诊至七诊，以开达气机、通腑泄下为法，使邪由内外而解，其间根据大便及邪热情况间断调整大黄、芒硝及凉血解毒药物用量；第二阶段为六诊至九诊，患者热邪渐退，水湿渐生，加用甘遂、大戟、槟榔、草果、滑石、秦艽、苍术等，以宣湿化浊、利尿通阳为法；第三阶段为第十诊至出院，患者水湿渐退，先后以芳香醒脾、开窍、益气养阴、健脾为法，方以平胃散、补中益气汤、增液汤等加减扶助正气。经中西结合治疗，此例高龄、脓毒性休克、多脏器功能衰竭患者得到治愈。

3. 重用人参治疗老年患者脓毒性休克案

脓毒性休克是 ICU 常见的高死亡率疾病，脓毒性休克患者的救治需要积极地液体复苏、使用升压药物维持血压、抗感染、脏器支持等综合救治。本例患者高龄，脏器储备功能有限，经上述脓毒性休克规范治疗后病情仍在进展，生命垂危，结合中医药治疗，使用大剂量人参益气固脱等治疗，生命体征逐渐平稳，为后续的治疗赢得了时机。

患者某，男，80 岁，因"骨折术后 12 天，呼吸困难、乏力、纳差 3 天"于 2021 年 9 月 11 日就诊于中日友好医院急诊科，因病情持续进展，当日收入 ICU。

病历摘要：患者 12 天前（8 月 30 日）因左髋关节骨折在该院行全髋关节置换术，术后 3 天出现发热，伴咳嗽、咳痰，体温最高 38.0℃，予以头孢西丁抗感染，体温及感染指标好转出院。出院返家途中觉呼吸困难、乏力，返家后症状无改善，卧床，间断吸氧，间断咳少量黄痰。否认发热、畏寒、寒战、腹痛、腹泻、尿频、尿急、尿痛等不适。患者于 9 月 10 日就诊于某三甲医院，查体：HR 113 次 / 分，SpO$_2$ 84%，BP 80/40mmHg，R 34 次 / 分。查心电图提示心动过速。血气分析（FiO$_2$ 0.33）：pH 7.414，PaCO$_2$ 33.4mmHg，PaO$_2$ 100.6mmHg，Lac 8.33mmol/L。WBC 16.53×10^9/L，N 92.9%，Hgb 115g/L，PLT 125×10^9/L。cTnT 0.117ng/mL（＜0.014ng/mL），NTproBNP 4893pg/mL，TBIL

34.7μmol/L，DBIL 17μmol/L，Cr 183μmol/L，D-D 43.17mg/L。考虑"肺栓塞可能"，予以无创呼吸机、抗凝、升压、抗感染等治疗，症状无缓解，遂就诊于中日友好医院急诊科。CTPA 提示急性肺动脉栓塞、双肺下叶炎症或出血性肺不张、左侧膈疝、双肺肺气肿。呼吸科会诊：PE 血栓负荷不重，右室未见明显增大，床旁超声提示右心功能未见明显障碍，下腔静脉呼吸塌陷率超过 50%，考虑肺栓塞中低危可能，暂无系统性溶栓指征，建议继续抗凝。肺炎诊断明确，建议抗感染治疗。患者既往有慢性阻塞性肺疾病，长期应用噻托溴铵吸入治疗。2 周前摔伤，12 天前行髋关节置换术。否认高压病、糖尿病史，否认心脏病、脑血管疾病史。因患者病情危重，需进一步加强治疗，收入 ICU，主要诊断为重症肺炎、呼吸衰竭、休克原因待查（脓毒性休克可能性大），予以液体复苏、升压、无创呼吸机等治疗，氧合状况及血压仍难以维持，尿量减少，进入 ICU 24 小时内予气管插管，呼吸机辅助通气，CRRT，多种升压药物联合应用维持血压。9 月 13 日呼吸机支持力度：PC 模式，PC20cm H_2O，f 20 次 / 分，PEEP10cmH_2O，FiO_2 85%。血管活性药物五种联合应用：多巴酚丁胺 10μg/（kg·min），肾上腺素 0.03μg/（kg·min），去甲肾 2.0μg/（kg·min），间羟胺 20μg/（kg·min），特立加压素。患者随时面临死亡，家属提出请求中医会诊。

2021-9-13，一诊：患者四肢厥冷，无脉。

临床思维：患者四肢厥冷，无脉，证属元气将脱。徐灵胎《医学源流论·元气存亡论》云："故诊病决生死者，不视病之轻重，而视元气之存亡，则百不失一矣。至所谓元气者，何所寄耶？五脏有五脏之真精，此元气之分体者也。"患者多脏衰竭，元气因病而伤，治疗应以回阳固脱为当务之急。

处方予独参汤。

红参 500g，浓煎，频服。

并予参附注射液持续泵入。

方药分析：人参味甘，大补元气，《景岳全书·本草正》"附子"条下云："夫人参、熟地、附子、大黄，实乃药中之四维，病而至于可畏，势非庸庸所济者，非此四物不可，设若逡巡，必误乃事。"阳气虚竭者，人参能回之于无何有之乡，阴血崩溃者，人参能彰之于已决裂之后。人参气壮而不辛，故能固气，味甘而纯正，所以能补血。参附注射液由人参、附子二味药物组成，"药中四维"已占据"二维"，精制为静脉针剂，更适宜于急救回阳。

2021-9-18，二诊：患者处于药物镇静状态，气管插管，呼吸机辅助通气，升压药物较前用量已明显下降，去甲肾上腺素 0.7μg/（kg·min）+多巴酚丁胺 7μg/（kg·min）+肾上腺素 0.03μg/（kg·min）。患者痰液检查有耐药菌。周身轻度水肿，腹部胀满，手足不温，脉沉微。

处方予参附汤合芪归银方加减。

红参 300g，制附子 60g，生黄芪 120g，银花 60g，虎杖 30g，当归 20g，生大黄 30g，炒白术 15g，炙甘草 10g，葶苈子 30g，全瓜蒌 60g。5 剂，每剂浓煎 300mL，分 6 次给药。另予芒硝 10g 单包，共 5 包，看大便情况，酌情加服。

安宫牛黄丸 2 丸，分次服用。

并予参附注射液 10mL/h，泵 12 小时；血必净注射液 50mL/d。

方药分析：处方重用人参，佐以附子以回阳固脱。加入瓜蒌、葶苈子、大黄以化痰浊，泻肺平喘。血必净注射液为治疗脓毒症的经典中药制剂，具有凉血散血、改善循环、保护脏器功能之效。芪归银方（黄芪、当归、银花、虎杖、青蒿）是刘清泉教授工作 30 余年在古方透脓散基础上逐步形成的有效经验方。透脓散是中医外科的经典名方，最早见于明代陈实功《外科正宗》，组成为黄芪、当归、穿山甲、皂角刺、川芎五味药。清代程钟龄《医学心悟》将此方加入银花、白芷、牛蒡子，成为改良版的透脓散。在用于耐药菌治疗时，去掉白芷、皂角刺、牛蒡子、穿山甲这些外科特色突出的药物，根据内科疾病的特点加入青蒿、虎杖，以协同银花增加解毒透邪的力量。在临床主要用于顽固性发热类疾病、耐药菌感染和重症感染，属气血不足、邪毒内伏证者，症见发热，倦怠，面色无华，或汗出，舌质淡或淡胖或淡红而胖，舌苔白腻或厚，脉细弱。与现有抗菌药物合用，可改善上述临床症状，延缓耐药现象的发生，提高抗感染的临床疗效。黄芪、银花、当归三味药为本方的主体。黄芪与银花相配为外科疮疡方中常用配伍，意在益气和营清热，两药相配，味甘性稍凉，即免苦寒耗损气阴，又可透邪外出。而大剂量黄芪与当归相配，为《内外伤辨惑论》的当归补血汤，是经典的气血双补之方。方中重用黄芪大补肺脾，以资气血生化之源，配以当归以补气生血，令血气充盈，可针对热病日久，耗气及血而致气虚血亏、气滞血瘀之证，并可退虚热。当归、银花取自四妙勇安汤，有通利血脉、活血补血、透邪外出之意。

治疗结果：经用大剂量人参治疗后，患者休克状态逐渐改善，升压药物逐渐减量，胃肠功能改善，CRRT可以脱出体内组织间的水液（此前因循环极不稳定，CRRT无法脱水），水肿消除，危象解除。

按语：重用人参救治危重症是导师刘清泉教授鲜明的临床特色，是宝贵的治疗经验。关于人参的剂量问题，刘清泉教授向我们讲解了《古今医案按》中朱丹溪治疗中风医案："丹溪治浦江郑君，年近六旬，奉养膏粱，仲夏久患滞下，又犯房劳，一夕如厕，忽然昏仆，撒手遗尿，目上视，汗大出，喉如拽锯，呼吸甚微，其脉大而无伦次部位，可畏之甚。此阴虚而阳暴绝也。急令煎人参膏，且与灸气海穴，艾壮如小指，至十八壮，右手能动，又三壮，唇微动。参膏成，与一盏，至半夜后，尽三盏，眼能动，尽二斤，方能言而索粥，尽五斤而利止，十数斤全安。"朱丹溪使用了大剂量的人参煎煮成膏，最终挽救了垂危状态。《古今医案按》的作者俞震感叹道，一般医生用人参不过 3 ～ 6g，最大也就 30 ～ 60g，像丹溪这样几天之内使用十几斤人参的真是闻所未闻。刘清泉教授认为，抢救危重症时使用独参汤，剂量没有上限，以知为度。

在本例患者的治疗中，中药注射液的使用也体现了刘清泉教授的用药特色。刘清泉教授指出，中药注射液是创新技术，最早用静脉推注、静脉滴注，现在血必净、生脉注射液更多的是直接用纯液经微量泵泵入，这是使用方法的创新，如何调节泵注速度，需要我们去观察、摸索。另一个需要我们探索的是，中药注射液与西药之间的关系，比如在一天的治疗中先输谁后输谁，血必净的使用频次是否可以参考抗菌药物，区分出时间依赖和浓度依赖，也是值得探索的。刘清泉教授习惯在用抗菌药物之后泵注血必净，取其序贯凉血解毒之效果，弥补抗菌药物的不足。

临床治疗急性脑水肿时常会使用甘露醇，刘清泉教授会同时配伍生脉注射液、清开灵注射液，在使用时采取与甘露醇频次相匹配的方式使用中药注射液，如甘露醇每 6 小时一次，则清开灵、生脉注射液也按照每 6 小时一次使用，对于血压稳定或偏高的，先输注甘露醇再用中药注射液，对于血压偏低脱水困难的则先用生脉注射液、再用甘露醇、最后用清开灵注射液的策略。这些宝贵的经验值得我们学习和有意识地临床观察研究。

4. 扶正祛邪治疗多重耐药菌所致脓毒症休克案

　　中医学没有关于脓毒症的病名，根据其证候特征，应属外感热病范畴，散见于伤寒、温病、脱证、厥证、血证等历代医案中。脓毒症是由感染因素诱发，导致机体出现生理、病理及生化异常综合征，是临床各科常见急危重病，具有发病率高、病死率高的特点。本例患者老年男性，其诱因明确，导尿后引起寒战高热，病原菌明确，血培养及尿培养均提示为多重耐药大肠埃希菌。急性起病，病情进展迅速，血白细胞、CRP、PCT、D-D升高明显，迅速出现休克、多器官功能障碍，APACHE Ⅱ评分为42分，SOFA评分为15分，病情极度危重，但经中西医综合治疗，患者感染指标好转，各脏器指标好转，转危为安。

　　患者某，男，88岁，2021年10月30日上午因慢性泌尿系感染加重、前列腺增生等并发急性尿潴留入院治疗，留置导尿管过程中出现尿道损伤合并出血，2小时后出现寒战，高热，体温最高41℃，伴全身酸痛，坐卧不安，喘息，口腔、鼻腔出血，并逐渐出现意识障碍。10月30日18：40转入ICU。
　　病历摘要：既往有2型糖尿病、糖尿病肾病、反复泌尿系感染、前列腺增生、慢性支气管炎、高血压等病史。入ICU后仍可见寒战，体温39.8℃，伴喘息，张口呼吸，呼吸36次/分，舌根后坠，鼾音明显，昏睡状态，口腔、鼻腔出血，血压83/42mmHg，心率116次/分，律齐。WBC 22.1×10^9/L，N 98.3%，CRP 17.56mg/L，Hgb 10^{9}g/L，PLT 188×10^9/L，PCT 74.5ng/mL，TBIL 14.5μmol/L，Cr 191.2μmol/L，Lac 10.9mmol/L。中医诊断为脱证，邪盛正虚证。西医诊断为脓毒症休克、多脏器功能障碍综合征、急性肝功能损伤、低蛋白血症、急性肾损伤、代谢性酸中毒、急性心肌损伤、凝血功能障碍、DIC、急性意识障碍、应激性溃疡伴消化道出血、Ⅰ型呼吸衰竭、泌尿系感染、2型糖尿病、糖尿病肾病。SOFA评分为15分，APACHE-Ⅱ评分为42分。入ICU后，予充分液体复苏，气管插管，呼吸机辅助呼吸，CRRT，去甲肾上腺素泵入维持血压，泰能抗感染，卡络磺钠止血等。当晚血培养、尿培养报告革兰阴性杆菌。经积极治疗，患者热暂退，意识好转，但仍病情危重。10月31日，WBC 35.1×10^9/L，N 97.1%，CRP 84.5mg/L，Hgb 73g/L，PLT 71×10^9/L，PCT 68.5ng/mL，TBIL 18μmol/L，Cr 187.2μmol/L，Lac 9.5mmol/L，BNP 1203pg/mL。

2021-10-31，一诊：患者神志清楚，体温37.8℃，无寒战，时有烦躁，面赤，尿色黄，大便不通，脉滑数，舌质红，苔薄白。

临床思维：患者正气虚衰，邪气暴盛，刻下以正气虚脱为主，需要持续使用升压药物，治疗应重在扶正。

人参120g，大黄30g，炙甘草30g。1剂。颗粒剂，分两次冲服。

生脉注射液持续微量泵入，400mL/d；血必净持续微量泵入，400mL/d。

方药分析：应用大剂量人参大补元气，扶正固脱，大黄解毒化瘀，甘草解毒，调和药性，三味药共奏扶正解毒之功。同时配合大剂量生脉注射液静脉泵入，大剂量血必净注射液静脉泵入。生脉注射液，源自生脉散，主要成分为人参、麦冬和五味子，三药合用，共奏益气生津、养阴敛汗、复脉固脱之功，切合脓毒症正虚之本。血必净注射液是以血府逐瘀汤为基础研制的静脉制剂，由红花、赤芍、川芎、丹参、当归等组成，可活血化瘀解毒。刘清泉教授认为，脓毒症整个病程中都有正气亏虚、瘀毒伤络阻络的病机存在，在各个时期都可选用生脉注射液、血必净注射液以扶正化瘀通络，根据病情严重程度确定剂量。

治疗结果：服药后当晚排出褐色不成形大便，烦躁、面赤较前好转。

2021-11-1，二诊：患者面赤好转，浅镇静状态，呼之可应，诉有胃脘胀满，无胸痛腹痛，尿色黄，脉弦滑数，舌质红，苔薄稍白腻。实验室检查：WBC 39.1×10^9/L，N 96.7%，CRP 234.47mg/L，Hgb 102g/L，PLT 46×10^9/L，PCT 69.2ng/mL，TBIL 18μmol/L，Cr 129μmol/L，BNP 1525pg/mL，Lac 5mmol/L，血、尿培养均回报为多重耐药大肠埃希菌。

临床思维：患者耐药菌感染明确，耐药菌感染核心病机为正气不足，邪毒内伏，治宜扶正透邪，托毒外出。

生黄芪120g，金银花300g，人参120g，大黄30g，炙甘草30g，4剂。颗粒剂，每日1剂，分两次冲服。

继续用生脉注射液持续微量泵入，400mL/d；血必净持续微量泵入，400mL/d。

方药分析：二诊即发病第三日，患者血象仍在高位，血、尿培养均见多重耐药大肠埃希菌，故在二诊时加用生黄芪120g，金银花300g，增强益气解毒之力。生黄芪、金银花为刘清泉教授治疗耐药菌感染的常用药对，两药相配，味甘性稍凉，既可避免苦寒耗损气阴，又可透邪托毒外出。

2021-11-5，三诊：患者神志清，精神差，已拔除气管插管，停用升压药物，经鼻高流量吸氧与无创呼吸机交替使用，喘息，呼吸 30 次 / 分，仍间断低热，肢体轻度浮肿，胃脘胀满，面色油腻，色偏赤，尿色黄，脉滑数，舌苔白腻。实验室检查：WBC $11.3×10^9$/L，N 83.3%，CRP 56.22mg/L，Hgb 102g/L，PLT $92×10^9$/L，PCT 34.9ng/mL，TBIL 26μmol/L，Cr 111.7μmol/L，Lac 1.7mmol/L。

处方：生黄芪 120g，金银花 300g，人参 120g，大黄 15g，炙甘草 10g，当归 60g，虎杖 30g，青蒿 30g，苍术 15g。3 剂。颗粒剂，每日 1 剂，分两次冲服。

生脉注射液持续微量泵入，200mL/d；血必净持续微量泵入，200mL/d。

方药分析：三诊时患者由脓毒症导致的各脏器功能基本恢复正常，感染及各项化验指标指标明显好转，大便通畅，故减少大黄、甘草用量。仍有低热，肢体轻度浮肿，胃脘胀满，面色油腻，舌苔白腻，加用当归、青蒿、虎杖、苍术等药物。其中当归、青蒿、虎杖合二诊生黄芪、金银花即为芪归银方，此方为刘清泉教授治疗耐药菌感染的基本方。前期临床研究发现芪归银方早期应用可有效降低 ICU 耐药菌感染的死亡率，实验研究发现芪归银方可以有效降低多重耐药铜绿假单胞菌感染大鼠的死亡率，体外存在抑菌作用，且能降低抗生素对该菌的MIC 值，并能延缓 / 逆转铜绿假单胞菌的耐药性。同时芪归银方可以进行有效的免疫调节，并且具有良好的解热抗炎作用。另外患者存在低热，肢体轻度浮肿，胃脘胀满，面色油腻，舌苔白腻等，考虑湿邪阻滞，故三诊加用苍术燥湿健脾。

治疗结果：经中西医综合治疗，感染指标明显好转，由脓毒症导致的各脏器功能基本恢复正常，继续中西医结合调养治疗。

按语：刘清泉教授认为，脓毒症发病是由于"正气虚于一时，邪气暴盛而突发"，"正虚毒损，络脉瘀滞"是核心病机，毒邪内蕴、瘀滞络脉是重要发病基础，扶正解毒通络、分层扭转是其主要治法。在脓毒症治疗过程中，要抓住正虚与邪实关系，当祛邪时果断祛邪，祛邪不忘扶正固本，紧紧抓住正虚的根本，及早截断和扭转脓毒症的发展。中药静脉制剂血必净和生脉注射液的使用，也体现了中医治疗危重症"以知为度"的特点，而不拘泥于常用剂量。

刘清泉教授指出，休克治疗应分清"闭证"与"脱证"。对于闭证，治疗重点是气机的升降问题，故以大柴胡汤、大黄剂为主，闭证的休克多见于外感病危重症，此类患者闭证处理不及时，将很快变成脱证。闭和脱可以是单独的不同阶段，也可以相互关联。在外感的早期就可以表现为闭证，然后紧接着出现内闭外脱，最终可出现脱证。脱证之休克常见于失血性休克、重症的心源性休克（常见于暴发性心肌炎、心肌梗死），一开始即表现为脱证，治疗应以人参剂固脱为主。

5. 峻补元气治愈急性髓细胞白血病继发颅内感染、肺炎案

急性髓细胞性白血病（acute myeloid leukemia，AML）是一种恶性髓系造血干细胞疾病，以贫血、出血、感染、脏器浸润、代谢异常等为主要表现，大多病情急重，预后凶险，如不及时治疗常可危及生命。该病发生的病理机制为原癌基因激活，或抑癌基因失活，骨髓中髓系定向造血干细胞变异，使骨髓髓系细胞分化受阻，原始或幼稚髓系细胞克隆性增生，外周血中白细胞出现质和量的异常，红细胞和血小板减少，并在体内各组织器官广泛浸润，使正常造血受抑制，引起感染、出血、贫血和浸润。其中高热往往提示存在继发感染，是本病最常见的并发症，可发生于任何部位，以口腔、牙龈、咽峡最常见，严重者可致败血症，最常见致病菌为革兰阴性杆菌。本病病机为先天禀赋不足，正气亏虚，无力抗邪，邪毒过盛，侵及五脏，损及骨髓，伤及营血，遍及全身，诸虚不足，终致精髓不复，而迁延不愈，难以救治。本例患者在接受化疗结束后继发了严重的细菌感染，生命垂危，因为细菌耐药，抗菌药已经无效，后经中医诊治转危为安。

患者某，男，41岁。主因"发现白细胞升高9个月，发热伴意识障碍1个月"于2008年7月9日16：30以"急性髓细胞白血病、颅内感染、肺部感染"由协和医院转入东直门医院ICU。

病历摘要：患者 2007 年 10 月中旬无明显诱因持续低热，体温在 38.5℃以内，双颈部淋巴结肿大，伴有白细胞升高，在我院查血 WBC ＞ 10.0×10⁹/L，PLT ＜ 10×10⁹/L，经外周血细胞分类及骨髓穿刺涂片，诊为急性髓细胞白血病（AML-M2）。患者先后行化疗共计七程，各项指标均恢复至正常。2008 年 6 月 8 日七程化疗结束，患者出现咽痛，发热，体温 38℃，至协和医院急诊科抗感染治疗，1 天后体温持续在 40 ～ 42℃之间波动。6 月 12 日患者出现意识障碍，6 月 16 日行腰穿后确诊为颅内感染，合并呼吸功能衰竭、肺部感染。6 月 24 日患者意识完全丧失，呼之不应，呼吸急促，喉中痰声辘辘，生命体征不稳定，痰培养结果为多重耐药肺炎克雷白杆菌。7 月 9 日患者家属要求转入我院重症监护病房行中西医结合治疗。入院时患者神昏，呼之不应，呼吸急促，喉中痰声辘辘，持续高热，左侧肢体偏瘫，右侧肢体有无意识活动，鼻饲饮食，留置导尿管，大便每日 3 ～ 5 次。查体：T 38.8℃，HR 133 次 / 分，R 20 次 / 分，BP 147/100mmHg。浅昏迷状态，右眼睑闭目漏睛约 3mm，左瞳孔直径 2mm，直接对光反射存在，右眼瞳孔 3mm，直接对光反射消失，颈抵抗。两肺可闻及痰鸣音。肠鸣音 2 ～ 3 次 / 分。双侧巴宾斯基征（＋），双侧查多克征（－），霍夫曼征（＋）。血常规检查：WBC 7.03×10⁹/L，Hgb 90.6g/L，N 77.20%，PLT273×10⁹/L。头颅磁共振检查：脑干、双侧大脑半球额顶及颞枕叶多发脑软化灶，伴多处新发病灶。胸部 X 线检查：两肺纹理重，右中下肺可见斑片状影。初步诊断：①急性髓细胞白血病（AMLM2），急性髓细胞白血病化疗恢复后。②颅内感染。③肺部感染伴低氧血症。

入院后予吸氧、监护、营养支持、米诺环素抗感染。中医治疗予大剂犀角地黄汤凉血解毒，加诸药解郁开窍、清热化痰

［水牛角片100g（先煎），生地黄90g，赤芍30g，丹皮15g，生黄芪60g，当归15g，银花15g，石菖蒲15g，郁金15g，广地龙30g，生甘草10g，羚羊角粉3g（分冲），连翘30g，全瓜蒌60g，天竺黄10g］；血必净注射液以化瘀解毒。经上述治疗，病情无明显改善，痰培养结果为全耐药"醋酸鲍曼不动杆菌"，7月21日患者仍处浅昏迷状态，双侧肢体均瘫痪，舌体短缩，呼吸困难，需加用口咽管才能保证通气。

2008-7-21，刘清泉教授查房：患者面色㿠白，汗出如油，呼吸35～45次/分，HR 130～140次/分，血压突降至（70～90）/（40～60）mmHg，生命体征出现不稳定。

临床思维：该患者正值壮年，但基础病髓细胞白血病属中医"虚劳"的范畴，病已近10个月，经过7次化疗。本次发病又经过40多天，更换多种抗菌药物及中药祛邪治疗，使正气大伤，无力祛邪外出，虚者更虚，邪气更盛，最终导致阴竭阳脱，危及生命。目前患者虽然高热，呼吸气粗，痰声辘辘，但面色㿠白，汗出如油，舌体卷缩，四肢软瘫，一派元气大伤之象，急需益气扶正，培元固本，佐以化瘀解毒祛邪。其他脱水降颅压及支持治疗如前。

补中益气汤合麻黄附子细辛汤、黛蛤散加减。

党参100g，生黄芪240g，肉桂15g，甘草15g，熟地黄60g，当归30g，柴胡6g，升麻6g，生麻黄6g，细辛6g，制附片15g，青黛30g，海蛤壳60g，银花30g，陈皮10g，石菖蒲30g。

方药分析：处方以大剂量党参、生黄芪大补元气，配以肉桂、甘草又为保元汤，熟地黄、当归养血填精以培元固本，佐以升提药升麻、柴胡使元气生发；麻黄附子细辛汤振奋阳气，温经退热；青黛、海蛤壳为黛蛤散，具有化痰解毒功效；银花可解瘀毒，陈皮、菖蒲化痰浊开窍。

治疗结果：上方服用5剂，患者汗出减少，高热时间缩短，以午后为主，夜静早凉，血压恢复至以前状态，但呼吸、心率仍频快。效不更方，继服上方3周，其间几次痰培养结果均为"醋酸鲍曼不动杆菌"或夹有"铜绿假单胞"，且为全耐药。抗菌药物从7月14日用美罗培南1周，头孢吡肟1周，头孢他啶10天，于8月5日因效果不明显而停用。继续服用上方到8月19日，患者热退，体温36.5～37.2℃，复查胸片明显好转，肺部感染控制，双侧肢体再次有不自主活动，右侧明显，但因经济问题家属拒绝复查核磁共振。生命体征平稳，喉中痰声减轻。继续调理20余日，肝功能恢复正常，非吸氧状态下，血气分析氧分压及氧饱和度均达到正常水平，精神也较前明显好转，双目有神，喉中痰声消失，双肺呼吸音清，双侧肢体能轻微活动，能自主吞咽少许水果及果汁。9月17日出院，建议康复治疗。住院间共服上方58剂，出院后仍服药调理。

按语：本例患者"虚""实"及"虚与实"的孰轻孰重，辨析清楚至关重要。正气本虚，热毒留恋，内陷心包，瘀滞不行，瘀毒互阻是使该患者久病不愈的关键。因此我们先以血必净注射液静脉滴注，并以犀角地黄汤化裁以凉血化瘀，解毒开窍，兼益气扶正，用药虽对证，但效果不佳。必须注意该患者就诊时已化疗7次，消除癌毒之邪的同时，正气同样受损，而大剂量凉血解毒以期重击毒邪，反损正气，后来的治疗也证实首方效逊的原因是邪气过盛，正气已伤，而补虚扶正药轻力弱，不足以抗邪外出。

常言"治病求本"，疾病之本是什么？如何去求？是我们面对复杂难治之症必须回答的问题。元气大伤是本患者体质因素，再加邪气过盛，久病祛邪，从而造成伤正的结果。如徐灵胎所说："疾病之人，若元气未伤，虽病甚不死，元气或伤，虽病轻亦死。……故诊病决生死者，不视病之轻重，而视元气之存亡。"张景岳也说："世未有正气复而邪不退者，亦未有正气竭而命不侵者。"元气的消长决定着本病的转归预后，患者在治疗过程中出现"脱证"的表现，元气欲绝，不急予扶正固脱，很快就会有生命危险。所以对于疑难危重病，其治病之本在于"固本培元"。补气的力度与参、芪的剂量在一定范围内可能呈正相关，所以关键时刻还要"重拳出击"。这也是我们今后值得探讨的课题。耐药菌的感染是危重症治疗难题，此例患者的成功经验给我们的启发是，在治疗耐药菌感染时，中药肯定能够发挥更大的作用。

6. 固脱开闭快速治愈重症肺炎案

重症肺炎的病死率高达 30%～50%，病情变化快，可导致严重的并发症，往往需要收住 ICU。中医无重症肺炎病名，根据患者不同阶段临床表现可归属于喘病、咳嗽、热病、喘脱、厥脱等病证，且常因内伤基础上的外感而诱发，发病迅速。

患者皮某，男，66 岁。主因"发热、喘息 2 天，神志不清 30 分钟"于 2017 年 11 月 22 日 7：40 由急诊以"风温肺热病"收入顺义中医院 ICU。

病历摘要：患者 11 月 20 日外感后出现发热、喘息，体温最高 39.0℃，自服感冒药（具体不详），发热略有好转。22 日凌晨再次出现喘息加重，急来我院急诊科就诊。查体：T39.1℃，双肺可闻及明显哮鸣音。胸部 CT 提示慢支合并感染。血气提示 pH 7.32，PCO_2 74.5mmHg，PO_2 57mmHg。血液检查：WBC 19.1×10^9/L，CRP 159.51mg/L。诊断为肺部感染，予头孢唑肟抗感染，甲强龙、多索茶碱静脉滴注平喘，患者汗出后热退，于 7：10 突发神志不清，呼唤不应，指尖血氧饱和度下降至 55%，即刻血气分析检查，pH 7.199，PCO_2 98.1mmHg，PO_2 50mmHg，考虑重症肺炎、呼吸衰竭，由急诊科收入 ICU。既往支气管哮喘病史 60 年，每于冬春季受凉后出现喘息气促，未曾系统治疗。高血压病 2 年，服用硝苯地平缓释片（10mg，bid），血压维持在 140/90mmHg。刻下症：喘息气弱，口唇发绀，神志不清，汗出，四末不温，尿少色深。体格检查：T 35.8℃，HR 90次/分，R 25次/分，BP 74/40mmHg。深昏迷，查体不合作，言语不能，球结膜水肿，双侧瞳孔等大等圆，直径 1mm，对光反射迟钝。胸廓对称，无桶状胸，双侧呼吸粗，可闻及湿啰音及哮鸣音。心音正常，心率 90 次/分，律齐，未及病理性杂音。腹膨隆，肠鸣音减弱，叩诊呈鼓音，肝脾未及。脊柱、四肢无畸形，双下肢无水肿。舌淡紫，脉细弱。CT 检查（2017 年 11 月 22 日）示慢性支气管炎合并肺部感染、左侧基底节区陈旧性脑梗死。

中医诊断：风温肺热；外邪侵入，热毒炽盛，阳气暴脱证。

西医诊断：重症肺炎，脓毒性休克，慢性支气管炎急性发作，Ⅱ型呼吸衰竭，肺性脑病，支气管哮喘，高血压 1 级，应激性溃疡。

入院后即刻予开放气道，气管插管，呼吸机辅助呼吸，多巴胺升压，头孢美唑钠（1.0g，q6h）抗感染，甲强龙（40mg）平喘，生脉注射液益气固脱，并予丙泊酚镇静。

2017-11-22，一诊：患者身形胖硕，有创呼吸机辅助呼吸，四末不温，汗出，体温 35.8℃，腹胀如鼓，无大便，小便少而色深。

临床思维：患者起病时高热喘促，属于中医风温肺热病，因外邪侵入，热毒炽盛而发，治疗应宣泄肺热。患者在发病第二天出现了体温骤降，汗出，肢冷，神昏，属于阳气暴脱之脱证，治疗应回阳固脱。患者在阳气暴脱之时，及时入院抢救，给予气管插管，呼吸机辅助通气，升压药物维持血压，生命体征暂时稳定，但是肢冷，体温低，血压仍需升压药物维持，均是脱证的表现，中医治疗仍然要注重"固脱"。导致患者阳气暴脱的原因是风温肺热，热毒炽盛，邪热内闭，进而内闭外脱，在固脱的同时治疗原发病也很重要。入院时患者体温仅 35.8℃，舌淡紫，这是因邪热郁闭在内表现，非用大剂量石膏不可。这里石膏主要起到透热作用，将邪热透发出来，不要被舌象所蒙蔽。若认为是寒证，阴阳辨错，则谬以千里。

予参附汤合宣白承气汤加减，送服安宫牛黄丸。

红参60g（单煎），桑白皮30g，附子15g，枳实30g，苦杏仁15g，生麻黄15g，石膏60g，瓜蒌60g，大黄30g（后下），安宫牛黄丸1粒（化服）。2剂，每日2剂，分4次鼻饲。

同时予生脉注射液10mL/h泵入。

方药分析：处方以大剂红参配附子补元气，固脱回阳。上痰喘气促，下腑气不通，方选宣白承气汤加减。石膏清透热邪，麻黄、杏仁一宣一降，恢复肺的宣发肃降功能，大黄通腑泄浊，瓜蒌通腑兼以化痰，枳实走气分，调气机，降气以助通便之力。高热神昏患者早期应用安宫牛黄丸能起到很好的清热、醒神的作用，以保证脑细胞、脑功能不受损。

刘清泉教授善用人参汤冲服安宫牛黄丸治各种原因引起的高热神昏，尤其是脓毒症急性脑功能衰竭患者，安宫牛黄丸一天可以用3丸，其开窍醒神、清热的效果很好，对于预后也至关重要。

为何用大剂量红参、少量附子？为何不用大剂生黄芪？患者阳本不虚，此次发病核心为元气暴脱，红参峻补元气，又能固脱，附子在元气充足基础上蒸腾气化津液，以助阳气，故少佐即可。刘清泉教授曾形象地讲解黄芪与人参的区别："补气用人参而不用黄芪，可理解为，黄芪好比火箭，人参好比燃料，黄芪能将气提到胸中，好比火箭可以升到太空，但若有形之燃料不足，火箭再强大也是无用。"中药制剂也能做到与时俱进，刘清泉教授在《中医急危重症讲稿》里提道："中医一定要研究现代医学的技术，拿来为我所用。例如，从10mL/h、15mL/h、

30mL/h 的速度去观察研究以上中药（生脉、参附注射液）在使用过程中的效果。"可惜由于各种限制，此患者生脉注射液只用到了 60mL/d。

2017-11-24，二诊：患者 23 日凌晨减停多巴胺，意识清醒，并于 23 日早晨始服上方，至 24 日中午共服一剂半。痰培养结果可见甲类溶血性链球菌，痰涂片可见阳性球菌，随后加用盐酸莫西沙星联合抗感染。刘清泉教授认为，固脱开闭是治疗核心，通腑是治疗的重要环节，必须保证大便每日三次以上。患者服药 1 剂后大便未通，加用大黄颗粒（30g，q4h），灌肠（共用大黄 90g），开塞露灌肠数次，只解出 3 粒羊屎状大便。

向刘清泉教授汇报病情：患者神志转清，体温正常，四肢温暖，经气管插管可吸出中等量黄色黏痰，腹胀如鼓，叩诊全腹鼓音，肠鸣音弱，小便色深，量不少，舌淡紫，苔白腻，脉滑沉取有力。调整方药如下：

红参 60g（单煎），桑白皮 30g，附子 15g，枳实 30g，苦杏仁 15g，生麻黄 15g，石膏 60g，瓜蒌 60g，大黄 30g（后下），安宫牛黄丸 1 粒（冲服），芒硝 30g（冲服），每日 2 剂，分 4 次鼻饲。

并再次强调：保证大便质稀，每日 3 次以上。

方药分析：患者神志转清，本着"中病即止"的原则，故去掉安宫牛黄丸。患者大便不通，刘教授加用芒硝 30g 通便。为何一定要保证大便 3 次以上，质稀？《温病条辨》云："喘促不宁，痰涎壅滞，右寸实大，肺气不降者，宣白承气汤主之。"肺与大肠相表里，肺气壅滞不通，宣发肃降不能，大肠亦壅滞不通，燥屎内结，腹胀如鼓，脉滑沉取有力，故当选用宣白承气汤，只有腑气通了，肺气才会降。用此方不拘泥于重症肺炎、体格壮实者。若瘦弱者与上述症状、病机符合，亦可以在顾护元气基础上应用此方。

2017-11-25，三诊：25日晨起患者服用自煎药，当日大便数十次，量多而稀，小便色淡黄，刘教授调整方药如下：

红参60g（单煎），桑白皮30g，枳实30g，苦杏仁15g，生麻黄15g，石膏60g，瓜蒌60g，大黄30g（后下），芒硝30g（冲服），天冬30g，虎杖15g。4剂，每日2剂，分4次鼻饲。

方药分析：方中加入天冬以养阴，虎杖不仅能利湿退黄，还能清热解毒，止咳化痰。刘教授治疗耐药菌感染自拟方芪归银方中就有虎杖。

治疗结果：患者27日上午顺利拔除气管插管，无明显的喘憋气促，给予序贯无创呼吸机治疗。患者此时痰少色白而稀薄，腹软膨隆（素体肥胖），肠鸣音较前增加。27日夜间拔除胃管，自主饮食。28日完全脱离无创呼吸机，改为鼻导管吸氧。29日诊查患者舌象由紫变为淡暗。患者素有痰饮，遵刘清泉教授治疗肺系疾病经验，以补中益气汤合苓甘五味姜辛汤加麻黄、杏仁，予以补中、温肺、化饮，善后收功。针对患者的腹胀还配合了针刺治疗，针刺后肠鸣音明显，腹胀症状缓解。

按语：患者起初神昏、四末凉，需要气管插管，这是他能活下来的先决条件。刘清泉教授曾说过："呼吸机为强力的人参，能够在短时间内峻补胸中宗气以回阳，这是中药不可比拟的。"患者第一次处方，由医院煎药室统一煎煮，对于生晒参单煎和大黄后下难以做到。鉴于患者服用后大便未通，二诊处方要求家属在同仁堂购买，且细细交代先煎、后下等煎煮方法，所煎煮药汁深色浓稠，服用后通便效果转佳。患者在买药期间发生了一个有趣的插曲，家属中途折回要医生双签字，因《中国药典》规定附子与瓜蒌不能出现在同一张处方上。古人认为的十八反、十九畏，司药者仍在遵守，但患者服用后无任何不良反应，我们应该重新思考一下药物之间的配伍禁忌。

7. 多发性骨髓瘤合并重症肺炎案

多发性骨髓瘤（multiplemyeloma，MM）是一种起源于浆细胞的恶性肿瘤，表现为浆细胞克隆性增殖，发病率位居血液肿瘤前列，临床表现及预后具有明显异质性。起病徐缓，早期无明显症状，容易被误诊。MM 的临床表现多样，主要有贫血、骨痛、肾功能不全、感染、出血、神经症状、高钙血症、淀粉样变等。多发性骨髓瘤可归属于中医的"腰痛""骨痹""虚劳"的范畴，发病病机主要是由于六淫、饮食、情志、房劳等因素，使阴阳气血失调，脏腑亏损，肝郁气滞，痰瘀互结，热毒内蕴而成，其中，肝肾失调、脏虚瘀毒在本病发病过程中十分关键。

患者某，男，51 岁，主因"腰痛伴后背部放射痛 1 个月，行走障碍 3 周"于 2009 年 7 月 26 日收入住院，2009 年 8 月 3 日由骨科转入 ICU 病房。

病历摘要：患者于 1 个月前摔伤后出现腰痛伴后背部放射痛，当时行走自如未在意，3 周前开始不能行走，遂到某医院拍 X 片示"L5 椎体向前滑脱，峡部裂可能"，建议卧床治疗。7 月 26 日患者腰部疼痛加重来我院就诊，为行系统治疗门诊以"腰椎滑脱"收入我院骨科，入院后，查生化示 Ca^{2+} 3.44mmol/L，Cr 169.1μmol/L，TP 156.3g/L。血常规检查示 WBC 8×10^9/L。高度怀疑"多发性骨髓瘤"。骨穿及病理学检查提示：全片以恶性增生的骨未输髓瘤细胞为主，占 64%。血轻链：kap41g/L， lam<0.15g/L。24h 尿轻链：175mg/L。免疫功能：IgG 114g/L，β_2-MG 15.8mg/L。明确诊断为多发性骨髓瘤 IgG K 型 D-S ⅡB 期 IPSS Ⅰ 期。于 7 月 31 日转入血液肿瘤科，予盖瑞宁、地塞米松、博宁、速尿治疗高钙血症，岩舒、艾迪抗肿瘤，赛兰欣抗感染，及保肝止痛治疗。患者肺部感染重，Ⅰ型呼吸衰竭，肾功能衰竭，肿瘤负荷重，应用抗感染治疗效果差。8 月 3 日，患者喘憋明显，口唇发绀，HR 140～160 次/分。血气分析：PO_2 46.1mmHg，SpO_2 80.5%。生化检查：Ca^{2+} 3.03mmol/L，CR 361μmol/L，ALT 45IU/L，AST 125IU/L，CK 1299IU/L，LDH 1143IU/L。为进一步治疗于转入 ICU。转入后查体：T 36.7℃，HR 131 次/分，BP 153/88mmHg，SpO_2 85%（氧流量 8L/min），神清，精神不振，喘促，呼吸费力，双肺呼吸音粗，可及散在干鸣音、痰鸣音，下肺呼吸音低，腹膨隆，质软，肠鸣音弱，双下肢不水肿。血常规检查：WBC $11.1×10^9$/L，Hgb 8.1g/dL，N 78.81%。生化检查：Ca^{2+} 3.03mmol/L，PHOS 2.08mmol/L，CREA 361μmol/L，ALB 30g/L，LDH 1143IU/L，AST 125IU/L，CK 1299IU/L。血凝检查：PT 16.4s，PT%57，INR 1.46，D-D 3169μg/L。β_2-MG 15.8mg/L。血气分析：PO_2 120.3mmHg，PCO_2 36.5mmHg（气管插管呼吸机辅助通气）。西医诊断为重症肺炎、Ⅰ型呼吸衰竭、多发性骨髓瘤 IgG K 型（骨转移）、高钙血症、肾功能不全、腰椎压缩性骨折（L_1、L_2、L_3）、腰 5 椎滑脱、高血压病。治疗予气管插管，呼吸机辅助通气，先后予美罗培南、夫西地酸钠、甲磺酸左氧氟沙星、万古霉素、伊曲康唑、氟康唑等联合抗感染，同时予对症支持治疗。

刘清泉教授查房：患者少神，舌象未及（呼吸机辅助通气），脉细数。

临床思维：本病属于严重内伤疾病，外感邪气，太少合病，喘促，大汗，其厥脱之变，当属失治误治导致的坏证。证属元气大虚之证，突受外感热毒之邪，虚实互存，进一步演变，虚实互损，而致脱证。中药治疗当救逆扶正，解毒祛邪。予生脉注射液联合参附注射液，鼻饲汤剂如下：

生黄芪120g，红参30g，熟地黄30g，生山药60g，山萸肉15g，青黛30g，海蛤壳30g，炒白术15g，当归15g，柴胡10g，升麻6g，陈皮10g，生龙骨30g（先煎），生牡蛎30g（先煎）。

方药分析：上方重用黄芪、人参大补脾胃之气；熟地黄、山药、山萸肉取六味地黄丸中的"三补"，补肾填精生髓；青黛、海蛤壳清热化痰，解毒散结；当归活血散瘀；白术、陈皮健脾化痰；柴胡、升麻升举清阳；生龙骨、生牡蛎潜降重镇，防阳气外脱。诸药配伍，救逆扶正，化痰散瘀解毒，邪正兼顾。

治疗结果：患者在ICU治疗期间，间断发热，多在37.5～38.5℃，最高39.5℃，每次发热持续时间不长。8月24日患者顺利拔管撤机，神清，精神可，无发热，无明显胸闷、呼吸困难等不适。8月26日转回血液肿瘤科。转出时，HR 95次/分，BP 134/95mmHg，R 20次/分，SpO_2 98%，双肺呼吸音粗，可及少量干湿啰音，心律齐，腹软，双下肢不肿。转回血液肿瘤科后继续应用化疗、抗感染等。复查血蛋白电泳阴性，IgG12.5g/L（较前下降89%），K轻链3.8g/L，WBC6.4×10^9/L，Hgb112g/L，PLT212×10^9/L，ALB36.4g/L，肾功能正常，病情平稳出院。

按语：刘清泉教授在讲解本病案时，阐述了在ICU中的中西医融合医疗观："对于这样一个复杂病，我们中医怎么来认识？第一，它是严重的内伤疾病，在内伤疾病的基础上出现了太阳和少阳合病，喘、出大汗、厥脱，这是我们中医所说的失治和误治导致的，属于中医的坏证和变证。对于坏证和变证，我们救逆是根本，救逆是维持其生命体征。如何保存这一口正气？给他开了方子，是补气回阳的，用了补中益气汤，补元气为核心，加用了一些解毒清肺的药物。治疗一方面是扶助正气，一方面是解毒，通过这样治疗，患者病情逐渐稳定，拔管脱机。这个患者在中西医结合治疗过程中，西医进行了机械通气、康复治疗，中医来保存正气，扶助正气，最终是患者完全恢复正常了，精神状态很好，也没有发热，没有呼吸困难，脱机以后回到了原来的状态。对于这样一个复杂的危重患者，中医以救逆为根本，西医以支持治疗为根本，这位因感染而出现呼吸衰竭的危重患者最终完全康复。"

8. 经方治疗重症 H1N1 流感合并伪膜性肠炎案

伪膜性肠炎是一种主要发生于结肠，也可累及小肠的急性肠黏膜坏死、纤维素渗出性炎症，黏膜表面覆有黄白或黄绿色假膜。临床常见于应用抗生素治疗之后，故有"抗生素相关性肠炎"之称。伪膜性肠炎主要由难辨梭状芽孢杆菌的外毒素所致，故又称为难辨梭状芽孢杆菌相关疾病。其病情轻重不一，严重病例可死亡，多见于抗生素治疗4～10天或在停用抗生素后1～2周。起病大多急骤，轻者仅有腹泻，重者可暴发出现。出现严重并发症如中毒性巨结肠、麻痹性肠梗阻、肠穿孔时，病死率可达到16%～22%。中医至今尚无明确病名，根据其主要临床表现，多数学者把伪膜性肠炎列入"泄泻""暴泻""热痢""痢疾"等范畴，治疗多以健脾、温阳、利湿、清热解毒、分利清浊等为法，以中药口服、灌肠为主。本案患者因流感所致重症肺炎、呼吸衰竭，住院期间合并细菌感染，出现急性肝衰竭及肾功能不全。因多种抗感染药物的使用出现难辨梭状芽孢杆菌肠炎，常规治疗后腹泻症状未见明显好转，经中医药介入治疗后患者病情迅速改善。

患者张某，男，41岁，主因"咽部不适7天，憋喘伴咳嗽咳痰5天"于2016年2月15日收入某医院ICU。

病历摘要：患者2016年2月8日出现咽部不适，2天后出现憋喘，伴咳嗽咳痰，白色黏痰，量不多，痰不易咳出，同时胸痛，口服解热镇痛药，症状不见好转。1天后出现发热，体温最高40℃，于社区及当地医院治疗后症状仍无缓解，就诊于某医院急诊科，于2016年2月15日时入住某医院ICU。入院查体：T 39.0℃，HR 115次/分，R 48次/分，BP 135/79mmHg，SpO_2 94%。神志清楚，急性发热面容，双侧呼吸音粗，双下肺呼吸音低，双侧可闻及干湿啰音，左上肢肿胀。入ICU予对症支持治疗，并完善相关检查，最终诊断为重症新型甲型H1N1流感病毒肺炎、急性呼吸窘迫综合征、急性肾功能不全、伪膜性肠炎（难辨梭状芽孢杆菌肠炎）、感染中毒性休克、急性肝功能衰竭、低蛋白血症、电解质紊乱（低钠血症、低钾血症）、贫血、上消化道出血（应激性溃疡）。西医治疗予VV-ECMO联合气管插管、呼吸机辅助通气，持续床旁血滤治疗，帕拉米韦抗病毒，头孢唑酮钠舒巴坦钠联合莫西沙星抗细菌，此后根据病情及药敏使用过美平、替考拉宁、替加环素等治疗，合并真菌感染后使用卡泊芬净抗真菌。患者曾成功脱离ECMO及呼吸机，以后病情反复，于3月2日行气管切开，接呼吸机辅助通气。此后患者出现药物性肝损伤停用卡泊芬净，合并难辨梭状芽孢杆菌感染停用静脉抗菌药，给予万古霉素、甲硝唑鼻饲，并予禁食、胃肠减压、置入肛管排气、醋酸奥曲肽抑制消化液分泌、肠外营养支持、调节肠道菌群、粪菌移植建立肠道菌群等治疗，腹泻改善不明显。

2016-3-9，初诊：患者嗜睡，精神萎靡不振，唤之可醒，反应迟钝，有创呼吸机辅助通气，胃管置入，脘腹胀满，稀水样便，每日3000～4500mL，发热，体温37.5℃，听诊肠鸣音弱，舌苔厚腻。

临床思维：患者因外邪从口鼻、皮毛入侵，首先犯肺，以致肺之宣降功能不利，气逆于上而为咳，升降失常而为喘，邪正交争而发热。传变入里，热势较盛，毒热内蕴。导致患者病危的关键是热毒所致的高热、喘促，经综合治疗后热毒已衰，危象解除。但因治疗过程中应用大量抗菌药物，抗菌药多为苦寒泻火之品，易耗损阳气，药毒蓄积日久，损伤脾阳，肺病及脾，子盗母气，脾失健运而生湿，肠道功能失司，而发生暴泻后出现腹泻。究其原因是外感病起初过多发汗耗伤阳气，抗菌药过于寒凉伤阳助湿，热毒余邪为寒湿所阻遏，属于外感疾病治疗中出现之"坏病"，治疗应本仲景"知犯何逆，随证治之"。

予《伤寒论》厚朴生姜半夏甘草人参汤合白头翁汤加味。

红参15g，川厚朴15g，清半夏15g，生姜30g，炙甘草10g，白头翁60g，黄连10g，黄柏10g，秦皮15g，大黄炭6g，防风30g。5剂，颗粒剂，1袋冲100mL，空肠管40分钟灌入，每8小时一次。

方药分析：《伤寒论·辨太阳病脉证并治》第66条："发汗后，腹胀满者，厚朴生姜半夏甘草人参汤主之。"《伤寒论·辨厥阴病脉证并治》第371条："热利下重者，白头翁汤主之。"以厚朴生姜半夏甘草人参汤合白头翁汤健脾除湿，宽中消满，清热解毒止泻，同时重用防风30g以升阳止泻。

2016-3-26，二诊：患者精神明显好转，可与医生眼神交流，双眼有神，身目黄色，晦暗如烟熏，大便稀溏，每日2000mL左右，体温36.6℃，舌质淡嫩水滑，苔薄白，脉弦数，重按无力。

临床思维：伤寒坏证需按照外感疾病治疗，当坏证逆转以后，内伤中阳渐显，此时应注重益气温中健脾。患者腹胀腹泻已减，舌苔转薄，是寒湿之邪已减；舌质淡嫩水滑，脉重按无力，为热毒余邪已清。患者黄疸色晦暗，属于阴黄，治疗应温阳化湿退黄。患者仍有腹泻，属中阳不足，不能固摄。综上，拟用补气升阳、温中健脾退黄之法。

予补中益气汤合附子理中汤加味。

生黄芪90g，红参15g，炒白术30g，干姜15g，制附片15g，茵陈30g，当归60g，陈皮10g，茯苓30g，炙甘草10g，柴胡3g，升麻3g，防风30g。5剂，颗粒剂，冲服。

方药分析：补中益气汤为李东垣治疗内伤发热之方，刘清泉教授多用于危重症患者之救治，使用要点在于剂量，常重用黄芪、红人参以补气升阳。本患者尚有中阳不足，故合入附子理中丸（即补中益气汤加入干姜、附子）以温中健脾止泻。患者阴黄，在补中益气汤合理中丸补气升阳温中的基础上，加入茵陈、茯苓以利湿退黄。重用当归，既可养血，亦可助退黄之效。肝病大家关幼波先生治疗黄疸经验有"治黄先行血，血行黄自灭"。

治疗结果：患者经治疗后逐渐康复，脱离了呼吸机。大便正常排泄，黄疸消退，肝功能损伤恢复。于2016年4月28日从ICU出院。

2016-5-12，门诊复诊：疲乏无力，活动后气短汗出，怕冷，纳食不馨，舌淡胖，苔少，脉弦大。治当补气升阳，温中健脾。

予补中益气汤合附子理中汤。

生黄芪120g，党参60g，炒白术15g，升麻6g，北柴胡6g，当归15g，陈皮10g，制附片15g，干姜15g，炙甘草10g。7剂，水煎服。

2016-5-17，门诊复诊：患者服药后症状改善，治疗仍宗前法。原方加山药60g，砂仁10g，7剂，水煎服。

治疗结果：患者服药后病情进一步改善，此后陆续予参苓白术散、补中益气汤、理中丸、理阴煎、黄芪桂枝五物汤等加减治疗。2016 年 8 月 16 日末次就诊时，患者诉轻度乏力，喜食热饮，大便每日 1～2 次，成形，余已无明显不适。

按语：假膜性肠炎轻症病例在停用抗生素之后可自愈，重者经及时诊断及积极治疗预后良好。欧洲推荐轻中度假膜性肠炎首选甲硝唑治疗，若甲硝唑治疗效果不理想则改用万古霉素。广泛应用抗生素导致难辨梭状芽孢杆菌出现多重耐药，如甲硝唑、万古霉素等传统抗真菌药物治疗后容易再次复发，复发患者可采取替代治疗策略，如粪菌移植、其他抗生素、益生菌等。而粪菌移植对于复发性假膜性肠炎治疗已取得良好疗效。本案患者确诊为假膜性肠炎后虽及时应用甲硝唑及万古霉素治疗，但腹胀、暴泻持续不解，应用益生菌与粪菌移植等代替治疗，疗效欠佳，单纯西医治疗比较困难，遂请刘清泉教授会诊。刘清泉教授诊治时首辨外感内伤。初诊时患者病情虽重但不急于补气温阳，使外感之邪从外而解，使内蕴热毒余邪清除殆尽，待邪退正虚时，重用补气温阳，促进患者快速康复。患者出院后以补益宗气为本，交替使用补肾填精治疗，最终取得满意疗效。此经验值得临床推广。

9. 从虚实论治高龄患者发热神昏案

肺炎属于呼吸科常见疾病，是终末气道、肺泡及肺间质的炎症反应。由于老年人机体免疫状态差，器官功能退化，营养不良，加上合并诸多基础疾病，极易受到细菌感染，而呼吸道是老年人感染细菌的重要门户，故老年肺炎的发病率高。老年肺炎患者容易继发昏迷，可明显延长患者住院时间，加重医疗费用负担，增加并发症和病死率，严重降低患者的生活质量。本案患者神昏，高热烦躁，腹胀便秘，咯黄色痰，辨证为邪气内闭，元气不足，予开闭气、通中焦、升清降浊治疗后症状明显缓解。

患者郑某，男，95 岁，因"意识障碍 3 天，痰多、喘促 1 天"于 2018 年 12 月 11 日由急诊科以"急性脑血管病不除外、肺炎"收入院。

病历摘要：患者 3 天前（12 月 9 日）在家中如厕时无明显诱因出现左上肢力弱及双下肢无力，无法站立，在家属搀扶下艰难行走至床。此后患者四肢活动不利逐渐加重，神情淡漠，言语交流减少，由救护车送往我院急诊科就诊留观，患者呈嗜睡，呼之可应，偶有简单言语交流，肢体可见自主活动，上肢肌力 3 级，下肢肌力 2 级，并出现发热，体温 38.2℃，时有咳嗽，咯少量黄黏痰。头颅 CT 检查：老年性脑萎缩、多发腔隙性脑梗死。胸部 CT 检查：右肺中叶及双肺下叶慢性炎症、右肺上叶及左肺下叶背段结节。血常规检查 WBC 21.33×10⁹/L，N 97.0%，L 0.6%。CRP 49.41mg/L。考虑"急性脑血管病不除外、肺炎"，予抗感染、醒脑静醒脑开窍及补液、化痰解痉平喘、保肝、纠正电解质紊乱等治疗。昨日下午患者无明显诱因出现昏迷，呼之不应，咳嗽加重，喘促，无力咯痰，为求进一步诊治收入 ICU。现症见昏迷，时有咳嗽，无力咯痰，痰黄质黏量多，尿量尚可，大便调。既往有高血压、冠心病、慢性心功能不全、急性脑梗死等病史。入院诊断：昏迷原因待查（急性脑血管病？），慢性阻塞性肺疾病伴急性下呼吸道感染，Ⅱ型呼吸衰竭，肺性脑病，菌血症（腹腔感染？），高血压3级（很高危），冠状动脉粥样硬化性心脏病。予抗感染、化痰解痉平喘、保肝治疗。醒脑静静脉滴注醒脑开窍，麻杏甘石汤加减，经治疗后患者仍发热，症状缓解。

2018-12-17，刘清泉教授会诊：神昏，高热，体温39℃，烦躁，有黄痰，腹胀，便秘，舌质淡红，苔黄，脉沉紧。

临床思维：患者目前主要问题为神昏、高热。中医对于神昏的治疗首先辨别"闭证"与"脱证"，闭证为实，脱证为虚，闭证治疗应开闭以醒神，脱证治疗应回阳以固脱。虚证常见面色淡白或萎黄，精神萎靡，身疲乏力，心悸气短，形寒肢冷，自汗，大便滑脱，小便失禁，脉虚沉迟，或消瘦颜红，口咽干燥，潮热盗汗，舌红少苔，脉虚细数。实证由于病因不同，表现不同，常见发热，腹胀痛拒按，胸闷，烦躁，神昏谵语，呼吸气粗，痰涎壅盛，大便秘结，或下利，里急后重，小便不利，淋沥涩痛，脉实有力，舌质苍老，舌苔厚腻。本例患者症见高热，体温39℃，烦躁，有黄痰，腹胀，便秘，苔黄，脉沉紧，属于实证，邪热内闭，导致神昏。但本患者尚有舌质淡红的虚象，况且患者已经95岁高龄，元气不足，发病已经1周，因此祛邪时要考虑到顾护正气，祛邪要"中病即止"。

予大柴胡汤加减，送服安宫牛黄丸。

北柴胡30g，大黄30g，枳实30g，黄芩20g，清半夏15g，赤芍60g，红参20g（单煎），生黄芪60g，金银花60g。1剂，水煎，分4次温服，送服安宫牛黄丸每日2丸。

方药分析：患者为阳热之邪内闭之证，治疗上需通中焦，升清降浊，开气机之闭是关键，予大柴胡汤开闭气，加红参、生黄芪补元气，金银花清热解毒。汤汁送服安宫牛黄丸清热开窍，保护脑功能。

2018-12-21，二诊：服上方1剂后患者神志较前好转，能睁眼，体温较前下降，连用4剂药后，患者腑气通，神志清，可与之交流，舌红，苔白，脉沉细。治以益气养阴，兼以通腑，予生脉饮加味。

生晒参30g（单煎），麦冬15g，五味子10g，肉苁蓉60g，黑顺片10g（先煎），生黄芪90g，桑白皮30g，青黛30g（包煎），大黄15g。3剂，每日1剂，水煎，分2次温服，汤汁送服安宫牛黄丸，每日2丸。

方药分析：患者腑气渐通，但邪气郁闭已久，化热伤及气阴，予生脉饮益气养阴，加肉苁蓉、黑顺片、生黄芪温阳补气。患者肺部感染，表现为咳黄痰，加桑白皮、青黛泻肺清热，大黄通腑泄热。

2018-12-24，三诊：神清，四肢无力，黄痰，偶有烦躁，舌淡，脉沉紧。考虑患者服用益气养阴扶正中药后，正气来复，热象显露，换初诊处方治疗。

北柴胡30g，大黄30g，枳实30g，黄芩20g，清半夏15g，赤芍60g，红参15g，黄芪60g，银花60g。3剂，每日1剂，水煎，分2次温服。

安宫牛黄丸，每日 2 丸。

治疗结果：患者服用上方治疗后，诸症好转，体温正常，神志清楚，肺部感染得到有效控制，转入普通病房继续治疗。

按语：本例患者高龄，基础病多，病情复杂，面临的首要问题是诊断难以明晰，比如"神昏"很难找到一个明确的原因，肺炎的程度不是非常严重，也不足以导致其 Ⅱ 型呼吸衰竭。这是老年危重症的特点，多病交织而呈现的危重状态。本病治疗之初我们对于"祛邪"治疗有所顾虑，患者毕竟为 95 岁高龄。但老师在会诊时判断为邪热内闭，果断使用大柴胡汤送服安宫牛黄丸祛邪治疗，生大黄的剂量使用至 30g，只是在方中加入了人参 20g、黄芪 60g，即解决了老年"正气不足"的顾虑。患者服用 3 剂后疗效显著，立即改为扶正治疗为主，方中仅用桑白皮、青黛、大黄三味药物以祛邪。本案中对于扶正治疗和祛邪治疗的精确把握和用药配伍的技巧，是值得我们学习的。

10. 补肾纳气法两次成功救治肺性脑病神昏案

　　Ⅱ型呼吸衰竭并肺性脑病属于呼吸内科常见危重症。慢性呼吸道疾病引起的呼吸功能衰竭，导致患者出现缺氧、氧分压降低、二氧化碳潴留等症状，从而造成继发性精神障碍和神经系统症状等综合征，如果该病不能得到及时有效的治疗，则可造成脑组织细胞发生不可逆损伤，具有较高的致残率和致死率，属于中医"喘脱病"的范畴。常见的证型是肺肾气虚，治疗多宜益气扶正，补肾纳气。本案患者两次救治，予机械通气后，中医予益气扶正、补肾纳气治疗，提高了救治的成功率。

　　第一次救治情况

　　王某，男，77岁。主因咳嗽、喘憋20余年，加重3天，意识不清4小时，于2004年10月31日由急诊科收入ICU。

　　病历摘要：入院时查体见神志昏迷，球结膜水肿，对光反射消失，双肺呼吸音粗，双肺可闻及哮鸣音，右肺可闻及湿啰音，双下肢可凹性水肿。查血气分析示pH 7.06，PCO_2 203.2mmHg，PO_2 45.6mmHg，SaO_2 37%。血常规检查示WBC $13.6 \times 10^9/L$，N 97%。中医诊断为肺衰，西医诊断为慢性阻塞性肺疾病、慢性肺源性心脏病、Ⅱ型呼吸衰竭、肺性脑病。及时行气管插管，以呼吸机辅助呼吸。患者入院后完善各项理化检查，西医以抗感染、解痉平喘、利尿、扩血管等为主治疗，中药生脉注射液益气养阴，扶正固脱，汤剂以纳气平喘为主，综合治疗。呼吸机模式 10 月 31 日～11 月 5 日为 A/C 模式，11 月 6～22 日为 SIMV 模式。患者插管 1 天后神志转清，并于 11 月 4 日开始进行 T 形管呼吸锻炼，每日锻炼时间从 30min 至 10h 逐渐延长。因患者感染控制不良，在治疗过程中，结合痰培养及痰涂片，适时调整抗菌药物。早期使用抗菌药物为亚胺培南西司他丁联合万古霉素，并根据病情予以白蛋白、氨基酸、脂肪乳等静脉及鼻饲营养支持，患者病情进展平稳，并逐渐好转。白细胞由入院时 13.6×10⁹/L 降至 8.47×10⁹/L，N73%。血气分析：pH 7.386，PCO_2 84.71mmHg，PO_2 79.4mmHg，SaO_2 96.9%。于 11 月 22 日拔除气管插管，改用 BIPAP 机辅助呼吸治疗。11 月 23 日逐渐改用普通面罩和鼻导管吸氧，病情平稳。监护示 HR 90 次 / 分，BP 130/70mmHg，R 25 次 / 分，SpO_2 97%。在此过程中根据辨证鼻饲中药。

刘清泉教授查房：入院时患者神志昏迷，经积极抢救后神志转清，但四末不温，时有躁动不安，胸闷喘憋，痰多而稀，舌红，苔白滑，脉虚数。

临床思维：患者属于中医"喘脱"病，因喘而致脱，来诊时已经呈现脱证神昏，及时气管插管，呼吸机辅助通气，起到了回元固脱的作用，维持住了患者的生命体征，但患者的"喘脱"病仍然存在，只是在呼吸机支持之下，外在的症状发生了变化。目前患者呼吸微弱，不能脱机，只有通过回元固脱治疗改善"喘脱"病，才有可能脱离呼吸机，恢复自主呼吸。回元固脱治疗，重在补元气、温阳气、纳肾气。本患者喘病已经 20 余年，久病及肾，肾气已经严重不足，治疗应重在补肾纳气的基础上回元固脱。患者痰多而稀，苔白滑，是内有痰饮，乃肾气不足，不能温煦蒸腾气化而产生，但当务之急仍要兼顾治疗痰饮以利于脱离呼吸机。

红参粉6g，熟地黄30g，山茱萸30g，制附片15g，灵磁石30g，鹅管石30g，茯苓30g，炒白术15g，桂枝10g，生甘草6g，当归15g，沉香粉1.5g。5剂，水煎服，每日1剂。

方药分析：红参大补元气以回元固脱；熟地黄、山茱萸填补肾精，制附片温肾阳，三者配伍，是谓"善补阳者，必于阴中求阳，则阳得阴助而生化无穷"。沉香温肾纳气，灵磁石、鹅管石重镇纳气平喘，苓桂术甘温化痰饮，当归活血补血，且有降气平喘作用。《神农本草经》云："当归，味甘，温，主咳逆上气。"

治疗结果：患者服药5剂后患者精神好转，仍喘促痰黏，又于方中加入白芥子、莱菔子、鱼腥草、麻黄、杏仁等以增强化痰平喘之力，前后又进6剂，患者痰量渐少，肺部哮鸣音及湿啰音明显好转，开始进行脱机训练，直至脱机拔管。后又以中药补中益气方调补脾胃，兼以熟地黄、山茱萸、附子、磁石等补肾纳气，调理至出院。出院后，鼓励患者加强营养，适当活动，坚持服用常规药物。坚持中药调理，生活能够自理，一般活动无喘憋，生活质量较入院前明显改善。

第二次救治情况（4年后）

王某，男，81岁，再次因憋气5天，加重4小时，于2008年7月3日8：30由急诊科以"慢性阻塞性肺疾病合并肺部感染、Ⅱ型呼吸衰竭、慢性肺源性心脏病、肺性脑病、呼吸性酸中毒、肾功能不全、高钾血症"收入重症监护病房。

病历摘要：患者5天前出现憋气，呼吸困难，无咳嗽咯痰，未到医院诊治。4小时前呼吸困难加重，神志不清，呼之能睁眼，不能言语，面部及四肢发绀，四末不温，于2008年7月3

日 6：20 就诊于我院急诊科，当时 HR 134 次 / 分，R 36 次 / 分，BP 190/91mmHg，指动脉血氧饱和度监测不到，经血常规、血生化、血气分析检查，考虑为慢性阻塞性肺疾病急性发作、肺部感染、Ⅱ 型呼吸衰竭、肺性脑病昏迷，予吸氧及醒脑、解痉平喘、兴奋呼吸中枢、纠正呼吸性酸中毒等治疗，静脉滴注生脉注射液以益气固脱，患者病情仍在进展。但因上次气管插管所致痛苦及经济负担家属不能接受，再加患者年事已高，多年疾病缠身，当时家属签字拒绝应用有创呼吸机辅助通气治疗。

患者年逾八旬，慢性病程急性加重，以神志不清、呼之不应、呼吸困难、口唇发绀为主要表现。既往慢性支气管炎 40 年，慢性阻塞性肺疾病、慢性肺源性心脏病 20 年，冠状动脉粥样硬化性心脏病心衰 10 余年。查体：患者处于深昏迷状态，颜面、眼睑浮肿，球结膜轻度水肿，双瞳孔缩小，直径 1mm，对光反射消失，颜面及四肢发绀，双肺呼吸音粗，双下肺可闻及湿啰音，心率 119 次 / 分，律齐，右上肢、双下肢可凹性浮肿，四肢腱反射减弱。入院血常规检查：WBC 16.73×10^9/L，RBC 5.74×10^{12}/L，N 82%，Hgb 183g/L。血生化检查：K^+ 5.70mmol/L，Cl^- 96.6mmol/L，P 1.66mmol/L，GLU 13.2mmol/L，UREA 8.6mmol/L，CREA 198μmol/L，URIC 447μmol/L，ALT 96U/L，AST 117U/L，GGT 63U/L，ALKP 140U/L，LDH 370U/L。血气分析：pH 7.156，PCO_2 108.8mmHg，PO_2 23.2mmHg，SaO_2 43.6%，HCO_3^- 38.8mmol/L。胸部 X 线检查提示双肺感染，右侧较重，左室扩大。结合患者病史、症状、体征、实验室检查及影像学资料，在原有疾病的基础上，已经出现肝肾功能损害，随时有生命危险，经与家属反复交流，同意使用无创呼吸机辅助通气。开始无创通气模式为 A/C，参数 Pi 由 $12cmH_2O$ 逐渐调至 $24cmH_2O$，以使患者适应高气道压力，PEEP 由 $4cmH_2O$ 逐渐增至 6cmH$_2$O，氧流量 6 ～ 10L/min，呼吸频率 20 次 / 分。实际参数：潮气量为 400 ～ 500mL，呼吸频率 20 ～ 30 次 / 分。抗菌药物选用亚胺培南西司他丁加甲磺酸左氧氟沙星，结合解痉平喘，调节水及电解质平衡等治疗。治疗 4 小时左右，患者氧合状态逐渐改善，血气分析示 pH 7.247，PCO$_2$ 84.4mmHg，PO$_2$ 55.6mmHg，SaO$_2$ 81.9%，HCO$_3^-$ 37.1mmol/L，下午 15：00 患者神志转清，能低语，生命体征稳定，监护示 HR 97 次 / 分，R 22 次 / 分，SpO$_2$ 85%，BP 120/74mmHg，但病情仍危重，并不断变化，于晚 23：00 发作急性左心衰，但经药物治疗好转，7 月 4 日 10：00 血气分析 pH 7.304，PCO$_2$ 80.4mmHg，PO$_2$ 136.7mmHg，SaO$_2$ 98.6%，HCO$_3^-$ 37.1mmol/L，根据患者病情及血气分析结果，逐渐下调吸氧流量及吸气末压力值。

刘清泉教授查房：患者神志不清，呼之不应，呼吸困难，口唇发绀，四末不温，腹胀，口干，纳少，眠差，尿短赤，便秘，大便量少，舌淡暗，舌干有裂纹，苔薄少而干，脉沉数。

临床思维：患者此次发病仍为"喘脱"病，因家属拒绝气管插管及呼吸机辅助通气，经与家属反复沟通，采取折中方案——无创呼吸机辅助通气。无创呼吸机不能像气管插管呼吸机那样完全支持患者的呼吸，无创呼吸机只有在患者神志清楚能充分配合的情况下，才能起到良好的呼吸辅助作用。患者目前已经喘脱神昏，假如用气管插管及呼吸机通气能达到 100% 回元固脱的疗效，则此时的无创呼吸机只能起到 50% 的回元固脱之效（按：2008 年的无创呼吸机治疗远不如今天的先进，当时只能在面罩的侧孔上接墙壁氧源给氧，所能提供的氧浓度很低，而且呼吸机设置的压力值越高，所能提供的氧浓度就越低），患者随时会因正气暴脱而死亡。中医药的治疗需要全面加强，醒神开窍以救急，回元固脱以保命，化痰饮以治标。

红参 30g，山茱萸 30g，熟地黄 30g，制附片 15g，灵磁石 30g，鹅管石 30g，陈皮 10g，清半夏 15g，当归 30g，葶苈子 30g，大枣 15g，生甘草 6g。每日 1 剂，水煎温服。

输注醒脑静注射液以醒神开窍，输注生脉注射液以益气养阴固脱。

方药分析：此诊处方与第一次救治相似，加大了红参剂量以增强回元固脱力量；补肾精、温肾阳药物仍为熟地黄、山茱萸、制附片；当归养血活血平喘；陈皮、半夏、葶苈子、大枣化痰饮，泻肺平喘。中药注射液是中医抢救治疗的重要剂型，醒脑静取其醒神开窍之效，因尚无温通开窍药物可供选择，生脉注射液为益气养阴固脱的经典药物。

治疗结果：患者服药 4 剂后病情好转，但患者腹胀加重，考虑一方面与无创通气有关，另一方面因患者病情较重，胃肠功能衰竭，因肠麻痹所致。中药改用金水六君煎合枳术丸加味，以润肺健脾补肾，调畅气机。并取天枢、足三里、中脘及关元，直刺 1 寸，平补平泻，留针 30min。针药合治，3 天后腹胀缓解。7 月 6 日呼吸机与面罩供氧交替应用，日间面罩供氧，夜间继续予呼吸机辅助通气，患者病情稳定，心肾功能改善，感染控制，于 7 月 7 日脱机。7 月 9 日痰培养结果回报：30% 耐药金黄色葡萄球菌，60% 念珠菌。抗生素改用去甲万古霉素加氟康唑注射液治疗，患者病情明显好转，状态已恢复如前，于 7 月 16 日出院，共住院 13 天。出院后继续予中药调理，生活可自理。

按语：呼吸机的有效应用是两次抢救成功的关键，值得关注的是两次不同的辅助通气方式救治同一例患者。在患者年高、心肺功能衰竭、呼吸微弱、肺性脑病神志不清等非无创通气适应证的情况下，无奈应用无创通气抢救生命，却取得了意外的疗效。我们的体会是无创通气因气道阻力远大于气管插管患者，因此打开气道是救治关键。在密切观察并保证患者生命体征尽可能稳定的情况下，逐步增加正压通气的通气压力，尽可能靠正压通气打开气道，从而改善通气，排出二氧化碳，这一过程既靠经验，同时要有永不放弃的救治患者之心。另一方面我们也体会到了有创与无创不同的机械通气方式的利与弊：有创通气因气道及时打开，气道分泌物容易吸出，通气很快改善，能够早期保证患者的生命安全。但随着带机时间延长，慢性病患者易产生呼吸机依赖，不易脱机；发生呼吸机相关肺炎致多重细菌感染，不易脱机。随着病程的延长，增加体质消耗，延长治疗时间，增加医疗费用，同时因气管插管导致患者产生心理障碍，严重影响再次治疗的进行。无创通气因不能及时打开气道，使早期通气不能保证，另外因分泌物不易排出，易导致窒息，患者危险性加大，尤其不适于气道分泌物多而黏稠的患者。但是，一旦患者适应了无创正压通气模式，使通气改善，可随时脱机，不易产生呼吸机依赖和呼吸机相关性肺炎，节约了医疗成本，患者能够耐受，可反复使用，对今后的治疗也不排斥。在临床上如何评估和应用两种机械通气方式，最大限度地发挥优势，克服弊端，是需要临床医师认真体会的。

患者虽病程长，心、肺、肝、肾多系统功能损害，年逾八旬，急性发作时病情重，但两次救治非常好，其中中药的应用起了关键的作用。纵观患者的临床表现，属于中医学"肺胀""喘脱""神昏"的范畴。《景岳全书》曰："气急大喘，或气脱失色，色灰白或紫赤者，肺肾气绝。"《外台秘要》云："《肘后》疗咳上气，喘息便欲绝，以人参末之，方寸匕，日五次。"在救治早期，先以大剂量生脉注射液静脉泵入，以益气固脱，维持患者血压，防止脏器功能进一步恶化。继以大剂量人参与温肾纳气之山茱萸、熟地黄、制附片、灵磁石等药配伍浓煎，给予鼻饲，起到益气扶正、补肾纳气作用，明显改善了患者症状，使患者正气得复，祛邪外出，各脏器功能得以尽快恢复。如果没有中药扶正固本治疗，患者会因为各脏器功能衰竭而危及生命，失去救治的机会。更值得一提的是，患者出现腹胀如鼓，这是危重症患者肠功能衰竭的表现，也是机械通气患者常见的并发症，预示病情危重，治疗困难。我们应用中医针药合治的办法，取得了很好的疗效。本例治疗中合理使用抗菌药物，也是成功的关键。早期"重拳出击"，考虑到患者为慢性呼吸系统疾病反复发作，感染病原菌复杂，加上抗菌药物反复应用，故在重病早期即强效、广谱、联合应用抗菌药物，继而根据微生物培养结果针对性应用，由此争取了救治时间，从而取得了良好的疗效。

11. 参赭镇气汤加减治疗 AECOPD 低氧喘促案

慢性阻塞性肺疾病（COPD）是一种临床常见慢性疾病，主要累及肺脏，以不完全可逆气流持续受限为主要特征，临床表现为咳嗽、咳痰、喘息、胸闷、呼吸困难等，肺损伤呈进行性发展，如不进行有效干预，可能发展为肺心病甚至呼吸衰竭，具有较高致残与致死风险。该病属于中医"肺胀"的范畴，病性多为本虚标实证，病位在肺、脾、肾三脏，肺、脾、肾虚损是本，标实有外邪、痰浊、瘀血、水饮之别。急性加重期可伴有急性呼吸衰竭。本案患者因外感导致 COPD 急性发作，出现肺性脑病神昏，入急诊科抢救。患者由慢阻肺而致肺动脉高压，进一步出现右心衰，体循环淤血，临床表现为喘息气短、双下肢水肿、夜间不能平卧，证属肺脾肾俱虚，兼夹外邪、痰浊、水饮，予参赭镇气汤加减镇摄固脱，益气养阴治疗，明显地改善了患者的症状。

赵某，女，78 岁。患者慢性阻塞性肺疾病急性加重（AECOPD）致神昏，某医院抢救治疗后出院。携氧气瓶鼻导管吸氧，乘坐轮椅来门诊就诊。中医诊断为喘证、肺胀；西医诊断为慢性阻塞性肺疾病急性加重期（AECOPD）、Ⅱ型呼吸衰竭。

2014-7-1，一诊：呼吸气短，面目浮肿，夜眠不能平卧，需使用无创呼吸机辅助通气。纳食可。勉强在吸氧状态下来诊，安静吸氧状态下指脉氧饱和度84%～90%。舌质嫩，舌色暗红，无苔，脉浮大而数。

临床思维：宗气贯心脉而司呼吸。患者呼吸喘促，实由于宗气大虚。宗气由自然界之清气与中焦上奉之水谷精微化合而成，积于胸中，走息道而行呼吸，宗气大虚，故呼吸衰竭。舌嫩为虚，脉浮大而数乃肾不纳气之象，亦主虚。治疗应峻补宗气，潜镇纳气。

予参赭镇气汤加减。

生黄芪90g，红参30g，山萸肉30g，生山药60g，生代赭石90g（先煎），麦冬15g，五味子10g，生龙骨、生牡蛎各30g（先煎），苏子15g，炒白术15g，牛蒡子15g，炙甘草6g。7剂，每日1剂，水煎，分2次温服。

方药分析：处方中生黄芪、红参峻补胸中宗气；山萸肉、五味子、麦冬、生山药酸敛养阴，补肾纳气；生代赭石、生龙骨、生牡蛎重镇纳气平喘；炒白术健脾培土；苏子、牛蒡子化痰。参赭培气汤和参赭镇气汤出自张锡纯《医学衷中参西录》，为刘清泉教授常用方剂。本患者刻下呼吸喘促最为突出，故以参赭镇气汤为主方加减。刘清泉教授所用药物与张锡纯有所区别，如常用参赭镇气汤组成为参类（病重时用酌情用红参、生晒参、西洋参，病轻用党参）、生代赭石、生山药、生龙牡、苏子、牛蒡子，常用参赭培气汤组成为参类（病重时用酌情用红参、生晒参、西洋参，病轻用党参）、生代赭石、生山药、炒白术、牛蒡子，其余药物会因病种差异或病情差异进行调整。

2014-7-8，二诊：患者服药后症状缓解，嘱咐原方继服7剂。

2014-7-15，三诊：乘坐轮椅，鼻导管吸氧来门诊就诊。自觉喘促好转，双下肢仍肿，舌嫩红，舌面润而无苔，脉弦大而数。

生黄芪90g，红参30g，西洋参30g，山萸肉30g，生山药60g，茯苓60g，生代赭石90g（先煎），麦冬15g，五味子10g，生龙牡各30g（先煎），苏子15g，炒白术15g，牛蒡子15g，炙甘草6g。14剂，每日1剂，水煎，分2次温服。

方药分析：初诊予参赭培气汤合生脉饮加山萸肉益气镇摄固脱，喘促已好转。脉弦大而数，气机升散之势仍未回敛，故守方再进。因腿肿未消，故加入茯苓以利水饮。

2014-7-29，四诊：喘促好转，不吸氧状态下可缓行30分钟，双下肢肿势较前好转。血压190/100mmHg。舌质嫩红，少苔。

西洋参30g，生黄芪90g，生代赭石60g（先煎），生山药30g，炒白术15g，牛蒡子15g，苏子10g，生龙牡各30g（先煎），茯苓60g，泽泻15g，桂枝10g，炙甘草6g。14剂，每日1剂，水煎，分2次温服。

方药分析：加入泽泻，与茯苓相配以利水，加入桂枝可助气化，即有苓桂术甘汤之意，从而增强祛水饮的力量。

2014-8-26，五诊：乘坐轮椅，鼻导管吸氧来门诊就诊。白天可停吸氧2小时，可适当活动锻炼。不吸氧状态下，指脉氧饱和度80%。舌质红，无苔。

党参30g，生黄芪90g，生代赭石60g（先煎），生山药30g，炒白术15g，牛蒡子15g，苏子10g，生龙牡各30g（先煎），茯苓60g，泽泻15g，桂枝10g，麦冬15g，五味子10g，炙甘草6g。14剂，每日1剂，水煎，分2次温服。

方药分析：经治疗后患者病情较前缓解，将西洋参换为党参，舌质仍红，无苔，再予合生脉饮益气养阴。患者病情较前平稳，故减去红参，亦是出于减轻患者经济负担考虑。

2014-10-14，六诊：服药后诸症好转，双下肢已不肿，可行走半小时。舌质嫩，暗红，苔薄白。

生黄芪90g，党参30g，生赭石60g（先煎），生山药60g，炒白术15g，苏子10g，生龙牡各30g（先煎），牛蒡子15g，茯苓30g，桂枝10g，炙甘草10g。14剂，每日1剂，水煎，分2次温服。

治疗结果：经治疗后患者病情进一步好转，活动量增大，指脉氧饱和度改善，水肿消退，夜间可以平卧。此后仍间断来门诊就诊。

按语：慢阻肺急性加重（AECOPD）发作次数是COPD患者自然病程中的重要事件，具有反复发作、进行性加重并高致残率与致死率的特点。《慢性阻塞性肺疾病诊断、治疗和预防全球策略（GOLD，2019）》给AECOPD的定义是呼吸道症状急性加重，并导致需要附加治疗。这些事件可被分类为轻度（仅需使短效支气管扩张剂）、中度（短效支气管扩张剂加抗菌药物和/或口服激素）和重度（需住院或急诊就诊）。强调治疗AECOPD的目的是减轻当前急性加重产生的负面影响，并预防其后续（不良）事件。而中医药治疗AECOPD具有明显的优势，可有效控制病情，缓解症状，减轻气道炎症反应，改善患者肺功能，有效防治呼吸衰竭、肺源性心脏病等并发症，提高患者生活质量。本患者除了快速缓解AECOPD症状之外，治疗中还存在血压升高的问题，按中医常理，高血压不宜用大剂甘温益气药，但本患者目前最需解决的是心肺功能不全问题，血压高可予降压西药控制，不可因血压而影响治疗的全局。

上述两例AECOPD给予的治疗不尽相同，对此刘清泉教授指出，中医治病是从症状入手，AECOPD作为一个西医病名，在不同的患者身上可能具有不同的症状，有的患者以发热来诊，有的患者以咳喘来诊，有的患者以神昏和喘脱来诊，有的患者以水肿来诊，以不同的主症就诊，就有了不同的中医诊断。对于以发热来诊的 AECOPD 患者，我们要看是伤寒还是温病；对于以咳嗽来诊的患者，我们要知道是外邪引起还是内邪引起的肺宣发功能失调；对于以水肿来诊的患者，常以阳虚饮证为核心；对于喘脱神昏来诊的患者（西医可诊为肺性脑病），则多为邪热先闭而正气后脱，此类患者早期使用安宫牛黄丸具有重大意义，因这类患者多是热邪郁闭为主，很少以寒、湿、痰郁闭为主。现代临床温开剂用得很少，因为古代所用的温开剂更多是针对于类似中毒的昏迷，如苏合香丸所主治之中恶、山岚瘴气等。

12. 固脱开闭治疗高血压危象、心肾衰竭案

高血压危象是指原发性或继发性高血压患者疾病发展过程中，在一些诱因的作用下血压突然和显著升高，病情急剧恶化，同时伴有进行性心、脑、肾、视网膜等重要靶器官功能不全的表现。高血压急症可表现为头晕、剧烈头痛、憋闷、烦躁不安、心悸、视物模糊、少尿、无尿。本例患者因高血压危象合并急性左心功能不全、肾功能衰竭收入 ICU，经中西医结合治疗，最终治愈。

患者某，男，33 岁。患者于 2016 年 8 月 19 日以"突发胸闷喘憋 10 小时"入院。患者夜间平卧突然出现胸闷喘憋伴汗出，就诊于我院急诊科，查血压 240/100mmHg，以"喘憋待查、高血压 3 级"收入我院 CCU，因肾衰竭无尿转入 ICU 予 CRRT 治疗。

病历摘要：既往高血压病史 7 年，血压最高达 160/100mmHg，间断口服施慧达（5mg，qd）降压治疗，未规律监测血压。入院查体：T 37℃，HR 122 次 / 分，R 33 次 / 分，BP 247/150mmHg。体型肥胖，强迫半卧位，表情痛苦，神清，精神差，双肺呼吸音粗，左下肺可闻及湿啰音，心律不齐，心音弱，右下肢轻度水肿。心电图检查：房性心动过速，频发室早，二联律，Ⅰ度房室传导阻滞，非特异性 T 波异常。血气分析：

pH 7.464，PCO_2 29.2mmHg，PO_2 59mmHg，BE-3mmol/L，SO_2 92%。血生化检查：Na^+ 123mmol/L，K^+ 2.1mmol/L，Cl^- 89mmol/L，BUN 118mg/dL，Cr 1435.7μmol/L。BNP > 9000pg/mL，D-D 1.8μg/mL，TNT 134ng/L，CKMB 6.24ng/mL。患者 8∶45 诉胸闷喘憋，不能平卧，心电监护示 HR 121 次 / 分，R 34 次 / 分，BP 250/149mmHg。急予乌拉地尔 25mg 静推，乌拉地尔 3mL/h 泵入（后调整至 15mL/h），卡托普利 12.5mg 舌下含服降压，倍他乐克 50mg、艾司洛尔 50mg 泵入稳定心率，并结合吸氧、镇静、补液、导尿等治疗，血压仍控制不佳。因肌酐显著升高、少尿，经肾内科及 ICU 会诊后建议转入 ICU 行血滤治疗。ICU 诊断为慢性肾衰竭、高血压危象、心功能不全（心功能Ⅳ级）、心律失常（频发室性期前收缩）、电解质紊乱、贫血。

2016-8-19，一诊：患者入 ICU 第一天，持续床旁血滤，文丘里面罩吸氧，予降压、稳定心率、保护胃黏膜、纠正贫血等治疗，心电监护示：HR 88 次 / 分，R 23 次 / 分，BP 168/98mmHg，SpO_2 100%。患者喘促，双下肢水肿，小便点滴不通，乏力自汗，大便未行，无发热恶寒，肥胖，舌体胖大，色淡暗，有瘀斑，舌苔薄白干燥。

临床思维：患者诊断为喘证、脱证、癃闭，证属肺肾虚损，阳气欲脱，热毒郁闭。治宜补气温阳固脱，解毒开闭，方以参附汤合芪归银方加减。

红参 60g，黑附片 30g，生大黄 30g，生黄芪 120g，当归 30g，金银花 60g。水煎，每天分 2 次温服。

并予中药结肠滴注以促进肾脏功能恢复，方药如下：

黑附子 30g，生大黄 30g，桂枝 60g，煅龙骨 60g，煅牡蛎 60g，地榆炭 60g。1 剂，每日 1 剂，灌肠。

方药分析：患者神清，精神差，表情痛苦，喘憋，难以平卧，双下肢水肿，小便点滴不通，大便未行，此肺肾亏虚，阳气欲脱，又兼有热毒内闭之证。方以参附汤回阳益气救脱，当归补血汤用大剂量黄芪培补元气，补气养血，加以生大黄味苦性寒，清热解毒，攻下逐瘀，引热下行，金银花味甘性寒，清热解毒，透热外达。辅以温阳镇静，攻下逐瘀的灌肠方。

2016-8-22，二诊：患者入 ICU 第四天，持续床旁血滤，心电监护示：HR 88 次 / 分，R 26 次 / 分，BP 147/87mmHg，SpO$_2$ 95%。继续无创呼吸机辅助通气，予降压、稳定心率等治疗。目前患者神志昏迷，精神差，清醒时烦躁如狂，时有喘憋，尿量 120mL，大便 30mL。

临床思维：患者服药 3 剂，加以西医治疗手段，血压下降，急性喘憋缓解，二便略通，此时患者阳气已固，而其热毒郁闭表现凸显，清醒时烦躁如狂，小便点滴而下，大便量少难出。结合患者发病过程，证属太阳病失治误治后出现的坏病，太阳经表邪迅经入里化热，结于膀胱，方以桃核承气汤加减。

桃仁 30g，大黄 15g，芒硝 20g，桂枝 30g，炙甘草 6g，红参 20g，生黄芪 60g。每日 1 剂，水煎，分 2 次温服。

方药分析：桃仁味苦性甘平，活血破瘀；生大黄味苦性寒，下瘀泻热；芒硝味咸苦性寒，泻热软坚，助大黄下瘀泻热动；桂枝味辛甘性温，通行血脉，既助桃仁活血祛瘀，又防硝、黄寒凉凝血之弊；炙甘草护胃安中，并缓诸药之峻烈。然患者目前仍精神较差，故本虚仍然存在，加以参、芪大补元气。

2016-8-23，三诊：患者入 ICU 第五天，持续床旁血滤，心电监护示：HR 98 次 / 分，R 29 次 / 分，BP 160/95mmHg，SpO$_2$ 100%。继续无创呼吸机辅助通气，予降压、稳定心率、镇静等治疗。患者发热，无寒战，血白细胞升高明显，加用万古霉素联合头孢哌酮钠舒巴坦钠抗感染治疗。患者昨日夜间躁动不安，目前虽仍时有喘促，但可平卧，气息低微，四肢冷汗出，无畏寒寒战，大便量多质稀，无腹痛，舌淡暗，舌体胖大，苔白质干，脉细滑。辨证仍属热毒郁闭。今大便量多，去芒硝，予安宫牛黄丸鼻饲清热开窍醒神。

桃仁30g，大黄15g，桂枝30g，炙甘草6g，红参20g，生黄芪60g。每日1剂，水煎，分两次温服。

治疗结果：患者经中西医结合治疗，危象解除，患者要求转入协和医院MICU治疗，遵患者意愿转院。经系统治疗后患者自MICU出院，出院后处于慢性肾衰竭状态，规律透析。

2016-10-11，四诊：患者于我院肾病科住院治疗，规律透析。患者目前无水肿，无胸闷憋气，夜尿量多于日间尿量，尿中泡沫多，无尿频急涩痛，无发热咳嗽，无恶心呕吐，夜半咽干，无腰酸痛，无乏力，纳可，渴喜热饮，面部红色散在皮疹，脱屑，瘙痒，眠可，大便不成形，每日2次。舌淡暗，苔薄黄，脉弦细。查体：BP 140/90mmHg，肾病面容，神志清楚，精神正常。右颈内静脉导管带管状态，面部散在红色皮疹，部分脱屑，心、肺、腹无异常，左上肢动静脉内瘘处听诊血管杂音良好，触诊血管震颤正常。胸部平扫与2016年8月22日片比较：原肺水肿已明显吸收，仅存右肺下叶少许磨玻璃密度影；原双侧胸腔积液已明显吸收，左侧胸腔微量积液。

临床思维：经中西医治疗后目前已脱离生命危险，目前表现为慢性肾衰竭、高尿酸血症、高脂血症等疾病状态。患者无水肿，无喘憋，然夜尿多，夜间咽干，渴喜热饮，面部散在红色皮疹，脱屑瘙痒，此为肺肾两虚，脾虚浊蕴，治宜益气养阴，祛风止痒，泄浊。

生地黄30g，生黄芪60g，防风15g，羌活10g，黄柏30g，大黄10g，天冬15g。每日1剂，水煎，分两次温服。

方药分析：以生黄芪为君，补气利水；生地黄清热凉血，养阴生津；防风、羌活祛风散邪，胜湿止痒；黄柏清热燥湿；生大黄清热泻下逐瘀；天冬味苦性平，入肺、肾、胃、大肠经，养肺肾之阴。

2016-10-12，五诊：BP 150/80mmHg。尿常规检查 Pro（＋）。全血细胞分析：WBC $6.57×10^9$/L，N 58.9%，RBC $3.51×10^{12}$/L，Hgb 107g/L，PLT $273×10^9$/L。双肾超声检查：左肾大小 9.4cm×4.6cm，左肾实质厚度 1.3cm，右肾大小 10.3cm×6.0cm，右肾实质厚度 1.4cm。刘清泉教授床旁查看患者，综合患者整体情况，治以健脾补肾，利水祛湿。

生地黄 30g，生黄芪 60g，防风 15g，羌活 10g，黄柏 30g，大黄 10g，天冬 15g，茯苓 60g，黑附片 30g，赤芍 30g。14 剂，每日 1 剂，水煎，分两次温服。

方药分析：患者服药 1 剂，病情变化不大，加茯苓利水渗湿，黑附片补火助阳，赤芍与生黄芪、防风同用，取自黄芪赤风汤，治其气虚血瘀，使其气通而不滞，血活而不瘀，气通血活。

治疗结果：患者出院后于刘清泉教授门诊随诊，病情稳定，血压控制良好，无喘憋，无二便不畅，方药以健脾补肺、温肾利水、泄浊为主，经治疗后肾脏功能改善，尿量增加，停止血液透析，随访至 2017 年 7 月 4 日患者未见明显不适及症状反复，查 Scr 409μmol/L，BUN 19.5mmol/L，24h 尿蛋白 928.3mg。患者 2020 年再次出现慢性肾衰竭急性加重，此后进入规律血液透析治疗状态。

按语：本案患者入院之初其疾病的发展线索难以明确，肾衰竭与高血压的先后问题不清，刘清泉教授在会诊时从中医角度对于疾病的病机演变进行了论述。他认为本病是外感病，太阳随经郁热在里，而出现太阳经腑合病，但刻下水饮泛滥、阳气有暴脱之虞，治疗在回阳救逆基础上透解热毒之邪。从脏腑理论角度来看，患者病位在肺、肾、脾三脏。肺为气之主，肾为气之根。肺主出气，肾主纳气。肺肾不足，正常呼吸不能维持，而出现喘促憋闷，并且导致气的运行不利。肺为水之上源，肾为水之下源，肺肾不足，水液分布以及排泄出现障碍，导致水肿、小便不利。全身气血津液运行紊乱，可发生喘证、癃闭，而急性加重可发展为中医的脱证。急则治其标，缓则治其本。本患者入院时阳气欲脱，热毒郁闭，故先治以益气温阳固脱，解毒开闭，待病情稳定后，治以健脾补气温肾，化湿泄浊。刘清泉教授在本案诊治中，结合疾病的病因病机以及疾病发生发展过程，准确地把握急性期与慢性恢复期，在疾病不同阶段，投以合适方药。同时对于疾病虚实转化，判断十分精准。本案急性期治以温阳固脱，清热解毒，逐瘀开闭，慢性恢复期治以健脾补肺，温肾利水，泄浊，收效显著，最终使患者有三年时间完全脱离了血液透析治疗。

13. 益气温阳救治心肾衰竭喘脱危证案

心肾综合征是指心脏和肾脏中某一个器官出现急性或慢性功能障碍，导致另一器官的急性或慢性功能损害的临床综合征。随着人口老龄化，心、肾功能不全的患者不断增加，心肾综合征的发病率也与日俱增，终末期可致多脏器功能衰竭（如呼吸衰竭），死亡率居高不下，成为临床各科尤其是急诊危重症领域的难题之一。本案患者急性心衰反复发作而致喘憋、胸闷、心悸、多汗、下肢水肿、四末不温、脉微欲绝等症状，中医认为是"脱证"，治疗上以培元固本为核心，运用大剂量人参益气固脱，配合生脉、参附注射液使用，以使阳气回复，阴阳平衡，为拔管、脱机创造最佳时机。

患者王某，男，80岁，主因"胸闷痛、喘憋1天，加重2小时"于2015年2月3日由CCU转入ICU病房。

病历摘要：患者近年来入冬以后间断有胸闷痛、喘憋发作，时轻时重，自行用药后症状多能缓解。入院前1天于家中晚餐后突发胸闷喘憋，伴尿少、血尿，口服活血化瘀药物后不能缓解，遂由急救车送入我院急诊科。入院症见胸闷，喘憋，汗出，不能平卧，时有心前区疼痛，无肩背放射痛，无压榨感，无明显心慌，无恶心呕吐，无腹痛，少尿，可见肉眼血尿，大便少。查体：T 36.1 ℃，P 61次/分，R 24次/分，BP 165/71mmHg。急性病容，端坐呼吸，神清，精神可，双肺呼吸音低，满布湿啰音，心律齐，心音低，双下肢凹陷性水肿。既往病史：高血压，冠心病心肌梗死冠脉支架术后，慢性肾功能不全（尿毒症期），2 型糖尿病，膀胱癌等。血液检查：WBC 7.01×10^9/L，N 80.4%，CRP 62.0mg/L，Cr 913.2μmol/L。动脉血气分析：pH 7.140，PCO_2 50.8mmHg，PO_2 188.0mmHg，HCO_3^- 15.9mmol/L，BE-10.8mmol/L。K^+ 6.30mmol/L。超声心动图检查示主动脉硬化、左室舒张功能减低。心电图检查表现为室上性心律，广泛前壁心肌缺血。初步诊断为心肾综合征、心功能不全（心功能 2～3 级）、慢性肾功能衰竭急性加重、Ⅱ型呼吸衰竭、呼酸合并代酸、冠心病支架术后、高血压 3 级（极高危）、2 型糖尿病、膀胱恶性肿瘤。立即给予吸氧、利尿、改善循环、纠酸、降钾等支持与对症治疗，同时用无创呼吸机辅助通气（S/T 模式，参数为 IPAP16cmH$_2$O，EPAP8cmH$_2$O，f 16 次 / 分，FiO$_2$ 100%），并留置尿管导尿，配合膀胱冲洗，药物灌肠辅助通便。随后由急诊科转入 CCU 治疗。因患者存在肾功能衰竭急性加重，暂时不能明确急性肾损伤的病因，且出现了酸中毒、高钾等电解质、酸碱平衡紊乱，故请肾内科会诊，不排除急性肾小管坏死，须立即予床旁血液滤过治疗，于 2015 年 2 月 3 日收入 ICU。

2015-2-3，一诊：患者神志清楚，精神稍差，喘促，胸前憋闷疼痛，端坐，发热，时有心悸不安，烦躁汗出，下肢水肿，小便不利（予留置尿管导尿，临时用呋塞米泵入利尿治疗），尿血，大便少。舌淡暗，苔黄腻，脉细弱。无创呼吸机辅助通气（S/T 模式，参数为 IPAP16cmH$_2$O，EPAP8cmH$_2$O，f 16 次 / 分，FiO$_2$ 50%），持续床旁血液滤过，并用硝酸异山梨酯、硝酸甘油、多巴胺等血管活性药物泵入，保证重要脏器的血液灌注。T 37.7℃，HR 58 次 / 分，R 22 次 / 分，BP 153/54mmHg，SpO$_2$ 100%。血液检查：WBC 7.94×10^9/L，N 84.1%，CRP 61.00mg/L，BUN

35.62mmol/L，Cr 913.3μmol/L。

临床思维：患者烦躁，大汗出，此为阳气不能固守，而有外脱之势。阳气虚衰，气化无权，津液内停为饮，上凌心肺发为喘，下流肢体为水肿。证属阳气虚脱，水饮内停。治应回阳补虚固脱，行水逐饮。

予参附汤、己椒苈黄汤、苓桂术甘汤合方加减。

处方一：红参 60g，黑附片 15g，葶苈子 60g，防己 30g，大黄 10g，茯苓 30g，桂枝 15g，山茱萸 60g，仙鹤草 100g。1剂，水煎温服。

处方二：大黄 30g，黑附片 30g，生黄芪 100g，桂枝 30g，地榆炭 30g，煅龙牡各 60g。水煎，保留灌肠，以通腑泄浊，逐瘀生新。

中药静脉制剂：生脉注射液 200mL 泵入，参麦注射液 100mL 静脉滴注，以益气养阴，复脉固脱。

方药分析：阳气散脱于外，故用红参、附子、山萸肉固脱、温阳、益气。红参补虚固脱，相对于人参，性偏温热，回阳固脱时宜用；配合附子回阳救逆，山茱萸酸收固脱。用大剂量葶苈子攻逐水饮，此为中医救治急性心衰发作经验用药。防己苦寒，利水消肿。茯苓淡渗利湿，通利小便，合桂枝化气行水、逐水。大黄通腑，配合药物灌肠，能够减轻容量负荷，一定程度上有替代肾排毒的作用，配合持续床旁血滤治疗以促进肾脏功能恢复。患者尿血，故加入仙鹤草 100g 补虚止血。

2015-2-5，二诊：患者神志清楚，精神稍差，发热，体温 38.4℃，喘憋、心悸减轻，神疲思睡，下肢肿，尿少，尿血未见，纳可，眠差，大便秘，舌胖淡暗，苔黄腻，脉细弱。无创呼吸机辅助通气，持续床旁血滤，并用硝酸异山梨酯泵入改善心肌供血。B超检查：双肾大小、形态尚可，右肾盂轻度分离，右肾盂轻度增宽（1.1cm），右输尿管上段扩张（宽0.8cm）。胸部X线检查：双肺弥漫间质改变，双侧少量胸腔积液，左侧胸腔积液最大液深2.2cm。

上方合入补中益气汤加减。

红参60g，黑附片15g，葶苈子60g，防己30g，大黄10g，茯苓30g，桂枝15g，山茱萸60g，仙鹤草100g，生黄芪30g，当归15g，升麻6g，柴胡6g。2剂，水煎，分次温服。

继用生脉注射液泵入，灌肠方同前。

治疗结果：患者服用上方两剂后，诸症较前减轻，无喘促和大汗出，尿量增加，元气不固、阳气散脱之危证得以挽救，主管医师予常规剂量补中益气汤加减6剂。

2015年2月15日，患者喘促骤作，胸闷不适，张口抬肩，大汗淋漓，躁动不安，四末不温，随即神志不清，双肺可闻及散在干鸣音，双下肢轻度水肿。考虑急性心衰发作，予以气管插管，呼吸机辅助通气。随后请全院会诊，肾病专家予以益气补血、温通心脉方药［生黄芪15g，党参15g，生晒参20g，酒当归12g，川芎10g，熟地黄15g，生阿胶15g（烊化），桃仁5g，红花6g，延胡索15g，三七面3g（冲服），苦杏仁15g，桔梗10g，灵芝片6g，炙甘草12g，沉香面3g（冲服），茯苓30g］。经抢救疗患者危象解除，但面临呼吸机脱机困难。

2015-2-26，三诊：患者药物镇静未醒，精神差，气管插管外接呼吸机辅助通气（模式为SIMV，PS20cmH$_2$O，f 14次/分，FiO$_2$ 60%，PEEP6cmH$_2$O），持续床旁血滤（CVVH模式）。T 35.8℃，HR 75次/分，R 29次/分，BP 158/75mmHg，SpO$_2$ 93%。喘促时作，汗出较多，无寒战发热，四末不温，四肢肿，小便不利，皮肤干燥脱屑，趺阳脉弱。

临床思维：患者近几日喘促时作，大汗出，神疲困倦，是为元气大伤，有阴阳两脱的危险。患者心肾阳虚，输液治疗虽使阴液得补，但却损伤阳气。持续床旁血滤治疗亦损伤阳气，阳气受损，无法鼓动真气，神机失养，故见神疲欲寐的少阴病之证。治疗应大补元气，温煦阳气，同时振奋真阴以养元阳，鼓动患者阳气在体内运行。

予参附汤合理阴煎加减。

处方一：红参 90g，黑附片 30g，生黄芪 120g，熟地黄 60g，全当归 30g，干姜 60g，桂枝 15g，广陈皮 10g，炒白术 15g。浓煎 200mL，每次 50mL，6 小时一次。

处方二：红参 90g，西洋参 90g，慢火煎煮 2 小时，浓煎至 80mL，对入汤药中口服，以增强补益元气之力。

予生脉、参附注射液泵入，并中药灌肠泄浊排毒，处方同前。

治疗结果：患者服上药后 1 剂，喘脱好转。效不更方，仍用大剂量人参煎汤补虚固脱，并尝试拔除气管插管，改为无创呼吸机辅助通气。

2015-3-1，四诊：患者神志清楚，精神差，无喘憋，无发热，神疲乏力，腹胀满，四末渐温，周身仍肿，跌阳脉弱。无创呼吸机辅助通气（S/T 模式，IPAP18cmH$_2$O，EPAP10cmH$_2$O，f 16 次 / 分，FiO$_2$ 80%），持续床旁血滤（CVVH）。T 36.6 ℃，HR 97 次 / 分，R 19 次 / 分，BP 150/80mmHg，SpO$_2$ 100%。治疗仍宗前法。

红参 90g，黑附片 30g，生黄芪 120g，熟地黄 60g，全当归 30g，干姜 60g，桂枝 15g，广陈皮 10g，炒白术 15g，大黄面 5g，麦冬 30g，五味子 10g，山萸肉 60g。2 剂。

2015-3-3，五诊：患者神清，四肢转温，脉弱。无创呼吸机支持力度较前下调（S/T 模式，IPAP24cmH$_2$O，EPAP4cmH$_2$O， f 16 次/分，FiO$_2$ 40%），持续床旁血滤（CVVH）。治疗仍以补元气、温阳气、填阴精为主。

上方加生晒参 60g，西洋参 30g。3 剂，水煎，分次温服。

外用中药敷脐以调气化。敷脐方：生大黄粉 3g，川贝粉 3g，肉桂粉 3g，麝香面 0.1g，每次 8 小时。

2015-3-6，六诊：患者神清，精神差。晨起体温 38.1℃，自行热退，无喘憋，腹满，四肢肿，皮肤干燥脱屑，末梢温暖，跌阳脉弱，舌红，苔薄黄，脉细数。无创呼吸机辅助通气，持续床旁血滤治疗。血液检查：WBC 9.74×10^9/L，N 87.6%，BUN 13.07mmol/L，Cr 182.0μmol/L。

临床思维：经治疗阳气来复，偶尔出现发热，但结合舌红、苔薄黄、脉细数及外周血白细胞升高，考虑存在热毒之邪。整体仍以正虚为主，暂时在扶正基础上使用清透毒邪治疗，给邪气以出路。

予柴胡桂枝汤合芪归银方加减。

柴胡 30g，黄芩 30g，青蒿 30g，西洋参 60g，生黄芪 90g，金银花 60g，当归 15g，生石膏 60g，虎杖 15g，桂枝 15g，赤芍 15g，丹参 30g，生姜 30g，大枣 30g。4 剂，水煎，分次服用。

2015-3-11，七诊：患者神志清，精神差，无发热，无喘憋，小便不利，大便质稀，舌淡嫩，苔腻薄润，脉沉。血液检查：WBC 4.93×10^9/L，N 75.5%，CRP 102.10mg/L，BUN 15.57mmol/L，Cr 255.5μmol/L。无创呼吸机辅助通气，持续床旁血滤（CVVH）。患者热毒已清，继续以补元气为主，稍佐解毒之品。

生黄芪 120g，红参 60g，西洋参 30g，炒白术 15g，茯苓 30g，金银花 60g，当归 30g，虎杖 10g，麦冬 15g，五味子 10g，黑附片 30g，白头翁 30g，陈皮 10g，山萸肉 30g。5 剂，水煎温服。

生脉注射液 200mL/h、参附注射液 100mL/h 泵入。

治疗结果：服药后诸症减轻，病情平稳，呼吸支持方面，已改为文丘里面罩与无创呼吸机交替使用。精神转佳，食欲恢复，可进食米粥，于3月26日转出ICU，在肾病科进一步专科治疗。

按语：此例患者年老体衰，既往有慢性心肾功能不全、高血压、糖尿病史，结合发病当日症状、体征，考虑为心肾综合征。心肾功能不全在病理上相互影响，加重原有的心衰、肾衰症状，病理损害在叠加作用下被放大。在治疗过程中，有几个关键问题。首先是患者慢性肾衰急性加重的病因，是"肾性"还是"肾后性"，始终不能明确。另外，由于患者高龄，容量管理不佳，诱发急性左心衰频繁发作，必须借助呼吸机、肾脏替代等现代医学技术给予生命支持，同时中医中药在这里也发挥了不可替代的作用，尤其是在呼吸机撤离、拔管的过程中。作为ICU医生，要精于使用脏器支持治疗，待病情相对平稳后，要考虑到何时去拔除气管插管、撤离呼吸机等这些生命支持，尽早恢复患者自身脏器的功能，以改善患者的生存质量。刘清泉教授认为，患者入ICU期间持续进行血滤治疗，不仅伤人的阳气，也会伤人的阴津、精血；同样，过度的输液治疗也是补阴而伤阳。其早期是正气暴脱，元气不固，气化功能受损，气化不行，则水液代谢障碍，而出现四肢水肿、厥逆冰冷的状态，此时要以人参为主，用大剂量人参大补元气，益气固脱，随着阳气的回复，气化功能慢慢恢复，阴寒得散，四末渐温，肿胀渐消，胸腔积液引流量也逐渐减少。另外用生脉、参附注射液泵入，能够抵御大量补液而造成的阳气耗伤。本例医案，中医治疗上以"补元气"为核心，大剂量人参的运用非常关键。古代独参汤的记载，给后世医家留下了宝贵的急危重症救治经验。独参汤最早见于宋·葛可久《十药神书》，方中只有一味人参，剂量是一两（约今 30g），浓煎频服，用于气随血脱时的急救。《续名医类案》记载："何伯庸治邵某者，吐血数斗而仆，气已绝矣。何见其血色，曰未死也。以独参汤灌之而愈。"而关于独参汤的人参，历代医家都没有说明具体的用量，因为人参大补元气，是要根据患者的具体情况而定的，一定是以"两"来计算，浓煎频服，一直到阳气回复为止。那么，此患者元气暴脱，服用大剂量人参后，汗出不止、四肢水肿、厥逆的状态得到了改善，四末转温，呼吸调匀，这些都是阳气回复的表现。另外，生脉、参附注射液对于"脱证"的治疗，具有可靠的临床疗效。生脉注射液是以人参、麦冬、五味子三味中药经现代工艺提炼而成的，具有扶正固托、益阴助阳的功效，能使阴阳气血顺调，从而使休克得以纠正；参附注射液主要含人参皂苷、水溶性生物碱，可回阳救逆，益气固脱，主要用于阳气暴脱的厥脱证。

14. 大补元气治疗心梗后心力衰竭心肾综合征案

患者某，男，86岁，既往高血压、肾性贫血病史。2020年11月10日以"急性广泛性前壁高侧壁心肌梗死"由急诊科收入ICU。

病历摘要：患者11天前晨起无明显诱因出现心前区憋闷，休息数分钟后好转，未予重视。10天前晨起再次无明显诱因出现心前区憋闷伴冷汗出，休息略好转后，至某医院急诊科就诊，查心电图提示"广泛性前壁高侧壁心肌梗死"，因患者高龄，基础情况差，评估后未行急诊PCI，收入EICU内科保守治疗，诊断为急性广泛性前壁高侧壁心肌梗死、急性心力衰竭、心功能Ⅳ级、慢性肾功能不全、急性肾损伤、肺部感染。予氯吡格雷抗血小板聚集，阿托伐他汀钙降脂稳斑，沙库巴曲沙坦改善心衰，头孢曲松抗感染，无创呼吸机辅助通气。患者肌酐水平升高，无尿，行临时持续床旁血滤脱水控制出入量平衡。经治疗，患者胸闷喘憋有所好转，但仍有间断胸闷不适，伴无尿，为求进一步系统诊治2020年11月10日收入我院心内科。入院症见间断胸闷喘感，活动后明显，可平卧，无尿，无明显痛及放射痛，眠差，无腹痛，双下肢轻度水肿，无发热，偶有咳嗽。2020年11月2日北京安贞医院检查：NT-proBNP＞35000ng/L，CKMB 16.0μg/L，TNI 7.0μg/L，全血肌红蛋白＞700μg/L。11月5日超声心动图检查：节段性室壁运动异常，左心尖室壁瘤，主动脉关闭不全（中重度），左心增大，二尖瓣返流（重度），三尖瓣返流（轻度），左心功能降低，心包积液（少量），左室射血分数32%。入科后抗血小板聚集、稳定斑块等治疗，中药予益气养阴活血方药（人参30g，麦冬20g，五味子10g，当归10g，炙黄芪30g，水红花子30g，丹参15g，地龙10g，水蛭3g，血藤10g，炙甘草6g，玄参10g），因患者病情加重需紧急血滤治疗，当日转入ICU。入ICU后血滤治疗期间患者血压明显下降，四肢厥冷，意识障碍，予以升压药维持血压等对症治疗。

2020-11-12，一诊：患者嗜睡，血压较前下降，面色无华，鼻唇色白，四肢厥冷，舌体短缩，无苔，舌面干焦，不能遵从指令伸舌，脉微弱。11月10日超声心动图检查示射血分数44%。

临床思维：患者真心痛诊断明确，阴阳大伤。患者嗜睡，面色无华，鼻唇色淡，四肢厥冷，均是阳气不能温煦之征；舌体短缩，无苔干焦，乃阴精耗竭不能濡养之征。治疗应阴阳双补，大补元气，治疗时亦应略微兼顾潜在的"热毒"。拟方药如下：

红参120g，大黄15g，生地黄90g，山茱萸60g。1剂，浓煎200mL，分次温服。

方药分析：重用红参峻补元气，回元固脱，生地黄配伍山茱萸养阴填精，少佐大黄解热毒，促进胃肠蠕动，对于患者之急性肾脏损伤亦具有促进恢复作用。

2020-11-13，二诊：患者服药后精神转佳，可自主睁眼，能伸舌外出，肢体厥冷、面唇色淡仍同前。上方继续服用。

2020-11-16，三诊：患者神清，精神差，可自主睁眼，cTnI、Mb、CK-MB等指标均较前降低，面唇色白较前改善。

在使用利尿剂的情况下，出入量可维持平衡，未再用血滤治疗。患者腹泻明显，肢体仍冷，在原方基础上加干姜以温中阳。

红参120g，大黄15g，生地黄90g，山茱萸60g，干姜15g。1剂，浓煎，分次温服。

2020-11-17，四诊：患者神清，精神差，可自主睁眼，可简单对答，舌转淡暗，脉弱。心肌酶指标较前继续降低，床旁心脏超声检查示射血分数55%。患者血肌酐持续增高，治疗重点转为改善肾脏功能。上方去山萸肉，合入苓桂术甘汤，加入制附子。另予药物保留灌肠促进肾脏功能恢复。

处方一：红参120g，黑顺片30g，大黄15g，生地黄90g，桂枝15g，炒白术60g，茯苓60g，炙甘草15g。3剂，每日1剂，水煎，分2次服。

处方二：煅龙骨60g，煅牡蛎60g，大黄15g，地榆炭30g，蒲公英30g，桂枝20g，7剂。每日1剂，保留灌肠，每日2次。

治疗结果：患者11月12日停止血滤治疗后，血肌酐逐渐上升，11月17日达到峰值623.1μmol/L，调整中药治疗方后，口服中药加保留灌肠治疗，血肌酐逐渐下降，利尿剂用量减少，尿量增加，11月24日降至339.8μmol/L。11月25日转入普通病房康复治疗。

按语：患者服药后起效迅速，服药1剂后神志由"嗜睡"转为"自主睁眼"，舌头不再短缩，可自然伸出，服用4剂后面色和唇色由淡白转为正常色泽，这期间患者的血色素稳定，由此可以看到"气"对于"血"的温煦推动作用，实质是微循环的改善。

15. 温阳化饮治疗重症慢性肾炎合并心力衰竭、肺栓塞案

原发性膜性肾病（primary membrane nephropathy，PMN）是一种肾脏特异的自身免疫性肾小球疾病，为非糖尿病成人肾病综合征（nephrotic syndrome，NS）的最常见病因，且发病率呈逐年上升趋势。血栓栓塞是肾病综合征的常见并发症之一，且以膜性肾病（membrane nephropathy，MN）尤易并发，目前机制尚不明确，抗凝治疗尚存在争议。中医学里没有确切的病名与原发性膜性肾病完全对应，但是根据古代文献描述，可以把其归属于"水肿""虚劳""肾风"等疾病的范畴。本案患者原发性膜性肾病诊断明确，辗转多家医院，行激素治疗、免疫抑制治疗无效，病情反复，后并发肺栓塞（pulmonary embolism，PE）及深静脉血栓（deep vein thrombosis，DVT），经中医西医结合治疗后康复。

患者刘某，男，29岁。周身水肿伴间断发热1年余，经多方治疗病情仍在进展，最终水肿严重，合并心衰、感染，病情危重，于2018年2月21日就诊于北京中医医院。

病历摘要：患者2017年1月初"上呼吸道感染"后出现双下肢水肿，尿中有泡沫，未予重视。后患者水肿逐渐加重，累及面部，尿中泡沫增多，2017年1月23日就诊于大兴区人民医院，查UTP 12.58g/24h，ALB 21.7g/L，TG 13.16mmol/L，BUN

13.16mmol/L，Scr 74μmol/L，尿 Pro（+++），尿 BLD（+++），BP 200/120mmHg，诊断为"肾病综合征"，病理类型不明确，在大兴区人民医院对症治疗 1 周后水肿稍减轻（具体用药不详，未使用激素及免疫抑制剂）。2017 年 2 月 1 日患者水肿加重，右下肢红肿伴发热，就诊于北京大学第一医院，查 WBC 26.2×10^9/L，N 87.2%，PT 12.1s，D–D 0.34mg/L，ALB 21.6g/L，Scr 116μmol/L，UA 431μmol/L，尿 Pro（++++），尿 BLD（++），尿中可见红白细胞，经阿莫西林抗感染、低分子肝素抗凝等治疗 2 周，患者血肌酐逐渐降至正常（Scr 74μmol/L），但水肿改善不明显。2017 年 2 月 23 日于北大医院行肾穿刺，诊断为"肾病综合征 I 期，膜性肾病"。2017 年 2 月 28 日就诊于广安门医院肾病科，予华法林（3mg，qd）抗凝，福辛普利、厄贝沙坦降压，瑞舒伐他汀降脂，黄葵胶囊清热解毒、利水消肿，配合口服中药汤剂（麻杏石甘汤、五苓散、补中益气汤、血府逐瘀汤加减）治疗两个月，复查 WBC 8.7×10^9/L，UTP 7.65g/24h，ALB 20.4g/L，Scr 66.2μmol/L，尿 Pro（+++），尿 BLD（+–），水肿减轻。2017 年 5 月 10 日患者水肿症状改善不明显，由下肢逐渐发至全身，于广安门医院加用泼尼松龙（15mg，qd）、环孢素（75mg，bid）治疗，环孢素每 2 周加 1 片。2017 年 5 月 18 日复查血常规（–），血凝（–），UTP 6.29g/24h，ALB 19.00g/L，尿 Pro（+++），尿 BLD（+++）。2017 年 6 月 21 日患者出现尿量减少，于广安门医院予泼尼松龙（40mg，qd）、环孢素（175mg，bid）、托拉塞米（15mg，bid），及常规降压、降脂、抗凝治疗，配合口服中药汤，2017 年 7 月 13 日患者复查 Scr 108μmol/L，UTP 3.87g/24h，ALT 52U/L，AST 42.9U/L，环孢素剂量不变，减激素用量（15mg，qd），后逐渐恢复至 30mg，qd，华法林 3.75mg，qd，后间断复查血肌酐，波动在 100～120μmol/L，

UTP 10.14g/24h。2017 年 9 月 17 日，患者尿量 1200mL，全身水肿加重，UTP 10.14g/24h，停用环孢素，予泼尼松龙（40mg，qd）、吗替麦考酚酯（0.75g，bid）口服，治疗 2 天后患者出现左下肢红肿伴发热，诊断为"蜂窝织炎"，局部感染明显，停用吗替麦考酚酯，予阿莫西林抗感染治疗。2017 年 10 月 17 日于广安门医院予泼尼松龙（40mg，qd）、环磷酰胺（0.4g，iv，2 周 1 次）治疗。11 月 10 日环磷酰胺第二次治疗后第二天患者再次出现左下肢红肿伴发热，局部感染指征明显，于大兴区人民医院抗感染治疗，住院期间查血 Scr 209μmol/L，BUN 16.1mmol/L，ALB 12.6g/L，TP 32.6g/L，INR5.5。2017 年 11 月 4 日转入协和医院急诊科治疗后，病情控制平稳（具体治疗不详），11 月 27 日查复查血肌酐 169μmol/L，UTP 11.9g/24h。12 月 9 日就诊于协和医院肾病科门诊，查 PLA2R 68.2EU/mL，Scr 56μmol/L，BUN 16.36mmol/L，ALB 21g/L，UTP 23.13g/24h，予泼尼松龙（40mg，qd）、他克莫司（10g，qd）口服治疗，他克莫司 2 周后增加至 20g，患者水肿无明显改善，血肌酐逐渐升高至 197μmol/L，遂于广安门医院住院治疗，停用他克莫司，予甲强龙（40mg，qd，ivggt）治疗 8 天，环磷酰胺（0.6g，iv）治疗 1 次，及降脂、降压、抗凝、利尿等治疗后，患者水肿稍改善，血肌酐降至 167μmol/L。2018 年 2 月患者病情再次加重就诊于北京中医医院。

2018-2-21，一诊：患者全身水肿，乏力，动则喘促，头晕，双上肢震颤，低蛋白血症，反复低血糖，24 小时尿量约 800mL，WBC 20.21×10^9/L，UTP 23.13g/24h，Scr 204μmol/L，BUN 14.88mmol/L，ALB 26.9g/L，INR 0.87，体重 155kg。舌淡胖大，苔白腻水滑，脉弦大而浮数。

临床思维：患者青年男性，起初急性起病而失于调治，病情缓慢进展，水肿日益加重，而成"水肿"病重症。水肿病分阴阳，骤然水肿、小便短少为"阳水"，缓慢进展、尿量逐渐减少为"阴水"。该患者初发病时属于"阳水"，病情久延，多方治疗，目前已转变为"阴水"病。患者舌体胖大，舌苔白腻，证属阳虚水盛。病因为正气不足，复感外邪，病位在脾肾，太阳少阴两感，中下二焦合病。患者同时存在反复发作双下肢丹毒，热毒内郁，多次就诊于各大医院抗感染治疗，抗菌药物寒凉，清热解毒却重扼阳气，更虚其脾肾阳气。舌体胖，舌质淡暗，苔白腻水滑，反复低血糖，阳虚症状明矣；喘促，头晕，脉弦，肢体震颤，《伤寒论》云："太阳病，发汗，汗出不解，其人仍发热，心下悸，头眩，身瞤动，振振欲擗地者，真武汤主之。"此为阳虚水犯，水气上冲之表现。患者就诊时脉象中仍可见浮大，表邪不尽，且患者发病时即表里两感，《伤寒论》云："太阴病，反发热，脉沉者，麻黄附子细辛汤主之。"此患者脉象不沉，因其热毒郁闭，故脉见浮大而数，但仍不出太少两感之证，治疗首当温阳解表，散寒利水。

予麻黄附子细辛汤、温脾汤、苓桂术甘汤合方加减。

生麻黄15g，制附片30g，细辛15g，生大黄15g，当归30g，干姜30g，党参60g，炙甘草10g，生黄芪120g，广地龙30g，茯苓60g，益母草90g，桂枝15g，炒白术15g，木防己30g。7剂，每日1剂，水煎，分2次温服。

食疗方：生黄芪、赤小豆、香菜、胡椒、鲤鱼，熬汤。

方药分析：治从麻黄附子细辛汤入手，合用刘清泉教授治疗肾衰之经验方温脾汤（即《千金方》温脾汤加大剂量生黄芪、炒白术、茯苓、桂枝），振奋温阳益气，同时用大剂量大黄通腑以调畅气机、清泻热毒，加以木防己30g祛风除湿、通经活络、解毒消肿。益母草活血调经，利尿消肿，应用大剂量90g是取其利尿消肿之效。患者病史 1 年，病程较久，加入地龙 30g 以活血通络，生黄芪与地龙相配伍可以改善肾脏功能，是刘清泉教授常用配伍。食疗方鲤鱼、赤小豆具有很强的利水消肿作用。赤小豆甘酸咸冷，功能消水肿，利小便，解热，散恶血，而鲤鱼亦能利水消肿，二者同煮，利水作用更强。患者舌苔白腻水滑，食欲不振，稍佐胡椒粉、香菜，取其芳香化寒湿开胃之功。

2018-3-6，二诊：患者精神状态较前明显好转，水肿稍退，大便量增多，仍有肢体震颤，头晕，尿量大致同前，脉沉细，舌淡暗，胖大，苔白滑。

临床思维：服上方后患者表邪已散，腑气通调，热毒郁结也随之而消散，故脉象由"弦大而浮数"转变为"脉沉细"。此少阴阳虚之象显露，阳虚气化无权，水气仍有泛滥上冲之势，故见"心下悸，头眩，身瞤动，振振欲擗地"等症状，治疗重在温阳化饮。

予真武汤合麻黄附子细辛汤加味。

制附片 60g，茯苓 60g，赤芍 30g，炒白术 30g，生姜 90g，生麻黄 10g，细辛 10g，生黄芪 120g，红参 30g。7 剂，每日 1 剂，水煎，分 2 次温服。

食疗方：生黄芪、赤小豆、香菜、胡椒、鲤鱼，熬汤。

方药分析：真武汤为温阳化饮的经典方剂，此处重用附子 60g 温振少阴阳气，为君，重用生姜 90g 温散水饮，为臣，佐以炒白术甘温健脾，培土制水，重用茯苓、赤芍利尿，为使。配伍大剂生黄芪、红参，峻补一身元气。在温肾阳、补元气的基础上，佐以麻黄、附子、细辛，可以调畅表里气机，促进水肿快速消退。

治疗结果：患者经两周治疗，全身阳气恢复，气化功能转佳，尿量大增，水肿明显消退，体重骤减。

2018-3-13，三诊：水肿消退，24小时尿量约2000mL，自觉服药后全身发热，咽干，近日晨起咳黄黏痰，舌淡胖，苔白滑，脉沉。

临床思维：经大剂温阳化气治疗后，患者少阴阳气来复，少阴气化则尿量增多，水肿消退。但患者刻诊自诉咽干明显，伴咳嗽咳痰，痰色黄黏，属于新感风热之邪，入肺经化热，考虑为上呼吸道感染不除外。患者阳气初生，能见热象正是阳气恢复的表现，不宜大剂寒凉耗伤阳气，治疗应宣肺清热与温阳化气并用。

予麻杏石甘汤合真武汤加减。

生麻黄6g，杏仁15g，生石膏30g，炙甘草10g，炒白术90g，干姜15g，制附片15g，茯苓120g，木防己30g，羌活3g，防风6g，益智仁30g。7剂，每日1剂，水煎，分2次温服。

续服食疗方。

方药分析：麻杏石甘汤宣肺清热，重用炒白术以健脾培土，干姜、制附片、益智仁温脾肾阳气，重用茯苓120g利水化饮，佐以羌活、防风、木防己等风药，以使得气血周流，使所生之阳气能布散全身。服用大剂量益气温阳出现"上火"症状时，使用"风药"周流气血布散阳气，是刘清泉教授临证独特心法。

2018-3-20，四诊：乏力减轻，仅右下肢肿胀，晨起恶心干呕，时有咳嗽，痰少色白，纳眠可，大便黏，每日1～2次，每日尿量约2000mL，舌淡胖，苔白腻，脉沉细。

临床思维：患者水肿仅剩右下肢，非"水肿"病应见之症，阳气得生，气化有权，水肿应悉数消退才合常理，单侧肢体水肿应考虑局部气血阻滞，需进一步检查明确原因。经服药后，患者"上火"症状已解除，舌仍淡胖，脉仍沉细，治疗仍应温振阳气。

予真武汤、理中汤、麻黄附子细辛汤合方加减。

制附片 60g，茯苓 60g，赤芍 30g，生姜 60g，炒白术 120g，干姜 30g，党参 30g，炙甘草 15g，生麻黄 6g，细辛 6g，山萸肉 10g。7 剂，每日 1 剂，水煎，分 2 次温服。

续服食疗方。

方药分析：真武汤温肾阳化饮为主方，合入理中汤健脾温中所以制水，合入麻黄附子细辛汤使阳气由脾肾而外达肌腠，稍佐小剂量山萸肉敛阴气，以防温燥伤阴。

2018-4-3，五诊：咳嗽，咯白痰，痰中带血，咽痒，上气喘满，纳眠可，二便调，舌胖大，苔白腻，脉沉数。

临床思维：水肿大消，小便如常，而新出现上气喘满，非水饮上泛使然，需要进一步明确病因，建议住院系统检查。治疗仍以温振阳气助气化为主，在此基础上兼顾理肺气、平喘。

予真武汤合麻杏石甘汤加减。

制附片 30g，茯苓 120g，炒白术 30g，赤芍 15g，生姜 90g，生麻黄 10g，杏仁 15g，生石膏 60g，炙甘草 10g，桑白皮 30g，生黄芪 90g，木防己 30g，防风 15g。7 剂，每日 1 剂，水煎温服。

续服食疗方。

方药分析：患者此次就诊咳嗽症状加重，伴有明显喘满症状，考虑患者肺气上逆，仍以 3 月 13 日处方思路为主，真武汤温阳化气、利水化湿，麻杏石甘汤宣肺平喘，同时佐以桑白皮泻肺平喘，生黄芪健脾益气。

2018-4-8，六诊：患者 4 月 6 日由我院急诊科完善相关检查，收入肾病科治疗，诊断为慢性肾衰竭、肾病综合征（难治性）、充血性心力衰竭、心功能Ⅳ级、肺炎、肺栓塞、右下肢静脉血栓形成。患者咳喘症状考虑由肺栓塞引起。症见咳嗽严重，咳嗽咳痰，痰色白质清，偶有咳血，伴胸闷气短，动则汗出，胸闷气短，不能平卧，无发热，尿量 800mL/d。

临床思维：患者新发肺脉闭阻，治疗应活血通脉，宣肺平喘。基础病为脾肾阳虚之水肿病，治疗应温阳化饮。

予真武汤、麻杏石甘汤、四妙勇安汤合方加减。

制附片 45g，红参 30g，赤芍 15g，茯苓 30g，炒白术 90g，生麻黄 10g，杏仁 15g，生石膏 45g，金银花 90g，玄参 90g，当归 60g，炙甘草 6g，毛冬青 120g。7 剂，每日 1 剂，水煎温服。

方药分析：真武汤温阳化饮治疗基础病，四妙勇安汤治疗血脉闭阻之脱疽，刘清泉教授拓展应用于肺栓塞、下肢静脉血栓症等血管疾病之治疗，在使用时常加入活血通脉之特效药物毛冬青。因患者病情危重，故加入红参以补元气。

治疗结果：经中西医综合治疗后，患者于 5 月 8 日康复出院。患者从 2 月 21 日第一次就诊时开始逐渐撤减激素和免疫抑制剂，至 6 月份时完全停用。此后间断服用中药治疗，血肌酐始终维持在 130μmol/L 上下，白蛋白维持在 30g/L，血色素维持在 120g/L，尿蛋白（+++），体重降至 105kg。后患者规律门诊就诊，处方于真武汤、防己黄芪汤、五苓散、猪苓汤、麻黄附子细辛汤之间调整。

按语：该患者存在以下难点：①患者初发病时治疗不及时，未及时、足量应用激素治疗，导致病情延误。②患者治疗方案繁杂，且经多种治疗方案不能有效控制病情。③反复发生肺部或皮肤感染。④患者就诊时肝功能异常、肾功能异常、心功能不全、肺部感染，病情危重。⑤治疗过程中出现肺栓塞。目前对于肾病综合征的治疗，西医常规治疗并不一定都能缓解，并且环孢素等免疫抑制剂可能会给患者带来急性肾损伤等风险，因此，中医药治疗成为众望所归。越来越多的人认识到使用激素、免疫抑制剂时分阶段配合中药治疗，可以减少激素不良反应，提高身体对激素敏感性。从中医角度来讲，膜性肾病以阴证居多，以少阴太阴合病为主，阳虚癥积形成为其核心病机，病位在肺、脾、肾三脏。本案患者长期治疗不效，初诊时结合舌脉，处方大力回阳救逆，阳气渐复，故水肿得以改善，因此抓住患者阳气不足这一核心尤为重要。但该患者经中医大力温阳治疗之后，水肿好转，但热毒却逐渐浮出水面，出现了咳血、喘促、肺部感染、肾损伤、肺栓塞等阳证的表现，患者的血肌酐水平在中药干预过程中也有一定幅度的上升，这是否可能与中药温阳治疗有关，可能还需要进一步探究。同时因为患者长期大量使用激素，导致反复感染，所以在中医治疗过程中，也应该加强清热解毒的力量。

血栓栓塞是肾病综合征的常见并发症之一。血栓栓塞发生的机制尚不十分明确，MN尤其易并发血栓栓塞，其机制亦不明确，通常认为与大量抗凝物质从尿中丢失、肝脏代偿性合成促凝物质增加、血液浓缩、血小板聚集性增加等因素造成的高凝状态有关。其中急性肺栓塞发病率约8%，肺栓塞发病急，病情进展快，是猝死的常见病因，但漏诊和误诊率可高达60% ~ 80%。本案患者虽然规律华法林抗凝治疗，但依然发生栓塞事件，不能除外在治疗过程中，与患者尿量增加、体重大幅下降有关，但所幸该患者肺栓塞发病相对隐匿，进展相对缓慢，加之治疗及时，才使得病情得以控制。中医对于急性肺栓塞的辨证一般分为血瘀证、痰浊证及阳脱证，刘清泉教授结合临床经验，认为急性肺栓塞属于热毒郁闭血脉，治疗以活血通脉、清热解毒为核心，从本案患者来看中西医结合治疗取得了不错的疗效。

16. 育阴通络散风法治疗运动神经元病合并呼吸衰竭案

运动神经元病（motor neuron disease，MND）是一系列以上、下运动神经元病变为突出表现的慢性进行性神经系统变性疾病。临床表现为肌无力、延髓麻痹及锥体束的不同组合，感觉和括约肌功能通常不受伤害。其病因迄今未明，考虑与遗传因素、兴奋性氨基酸毒性、病毒感染（如朊病毒、HIV）等因素有关。本病目前缺乏有效的治疗措施。中医学多认为MND属"痿病""喑痱"范畴，治疗多从肝、脾、肾入手，认为本病病性为本虚标实。刘清泉教授根据其治疗经验，以育阴通络散风法治疗运动神经元病，临床疗效显著。

患者某，男，64岁，主因"记忆力减退2年，肢体肌肉萎缩7个月，间断胸闷1周余"由门诊以"下运动神经元综合征"于2016年9月13日收入住院，因合并呼吸衰竭，病情危重，请刘清泉教授会诊治疗。

病历摘要：患者2年前无明显诱因出现记忆力下降，1年前出现胆怯、入睡困难等症状，7个月前出现双上肢乏力，自上肢远端开始，表现为拿筷子、系衣扣困难，6个月前患者逐渐出现双下肢无力，蹲起困难。患者患病以来多次住院治疗。3个月前在我院诊断为"下运动神经元综合征"。1周前患者无明显诱因出现胸闷憋气、活动后气短等症状，休息后未见明显减轻，在我院诊断为"Ⅱ型呼吸衰竭"。现症见嗜睡，每日卧床时间长，记忆力减退，肢体肌肉萎缩，肌力减退，蹲起困难，上下楼梯费力，身体瘦弱，胸闷憋气，活动后气短，双上肢不自主运动，夜间明显，体重近4个月由50kg下降至41kg，不欲饮食，大便日行1次，质可，小便黄。既往无慢性疾病史。中医诊断为痿证，属气阴两虚。西医诊断为下运动神经元综合征、Ⅱ型呼吸衰竭。入院后予保持呼吸道通畅、吸氧、营养神经、改善记忆等治疗，无创呼吸机床边随时备用。中医方面予针刺治疗、中低频理疗、红外线照射、中药泡洗改善肌无力症状。

2016-9-18，一诊：患者入院5天，精神状态极差，肌肉萎缩明显，全天长时间卧床，病房内如厕即觉呼吸困难，时有胸闷憋气，纳食不能，无自主觅食，吞咽功能减退，小便调，大便每日一行，舌绛红无苔，脉弦。胸廓活动度不足1.0cm。床边无创呼吸机备用。

临床思维：患者病情较重，卧床，无力下地行走，无力呼吸，身体消瘦，舌绛红无苔，证属阴精不足，不能濡润四肢肌肉筋脉，络脉不通，治疗以大剂量养阴血填精为主，在此基础上稍佐散风通络。

鲜地黄120g，石斛30g，山茱萸60g，当归30g，羌活15g，防风15g，鲜芦根120g，陈皮10g，麻黄6g，马钱子面0.3g（冲服）。4剂，每日1剂，水煎，分2次温服。

方药分析：《神农本草经》云："干地黄，味甘、寒，主折跌绝筋，伤中，逐血痹，填骨髓，长肌肉，作汤除寒热积聚，除痹。"《医学启源》言鲜地黄能"凉血、（润）皮肤燥"。《本草从新》谓其能"消小肠火，清燥金，消瘀通经，治诸大热、大渴引饮之证"。由此可见地黄能走皮肤，通经络，逐瘀破血。石斛、山茱萸、当归、鲜芦根养阴，陈皮反佐，防止滋腻碍胃，马钱子、生麻黄、防风、羌活通络散风。马钱子，据《本草易读》记载，善疗咽喉痛痹，消痞块坚硬，还可堕胎，乃开通经络、透达关节之要药。现代药理学研究发现马钱子含有士的宁，能使脊髓、延髓和大脑皮层兴奋，从而增强骨骼肌紧张度，改善肌肉无力状态，在治疗重症肌无力、格林－巴利综合征并发呼吸肌麻痹等方面具有一定疗效。

2016-9-22，二诊：服上方 3 天后，患者精神状态及纳食较前好转，已有自主活动，活动范围增大，可在病房楼道行走，无明显汗出，其余症状及舌脉同前。

鲜地黄 90g，石斛 30g，山茱萸 60g，当归 30g，羌活 15g，防风 15g，鲜芦根 120g，陈皮 10g，麻黄 6g，桂枝 10g，马钱子面 0.3g（冲服）。5 剂，每日 1 剂，水煎，分 2 次温服。

2016-9-27，三诊：患者精神症状明显好转，活动增加，可自行行走及散步，此次门诊自行步入诊室，但仍觉乏力，偶感憋闷，纳食明显好转，自主进食，吞咽功能增强，眠差，有困倦感。大便日行 2～3 次，成形。家属补述每食后总有便意，夜尿 2～3 次，尿黄。舌绛红无苔，脉弦。

鲜地黄 30g，生地黄 60g，当归 15g，羌活 10g，防风 30g，麻黄 10g，桂枝 15g，炒白术 15g，竹茹 10g，生石膏 30g，干姜 10g，黄芩 15g，马钱子面 0.3g（冲服）。每日 1 剂，水煎，分 2 次温服。

治疗结果：患者于 2016 年 10 月下旬因"呼吸衰竭"猝然离世，未来得及住院抢救治疗。本案例虽最终未能挽救患者生命，但在用药后取效迅速，短时间内明显改善了患者的生活质量，治疗思路值得临床参考。

附 续命汤治疗运动神经元病案

王某，男，54岁。

2016-11-15，一诊：主因"四肢肌肉萎缩2年"前来就诊。患者2年前于郑州大学第一附属医院诊断为"酒精中毒性周围神经损伤""运动神经元病"。现症见四肢肌肉萎缩，自主呼吸弱，夜间需要呼吸机辅助，上肢肌力5⁻级，下肢肌力3级，纳眠可，小便频，便秘，依赖药物辅助排便。舌尖红，苔黄，有齿痕，脉滑数。

生麻黄10g，桂枝10g，杏仁15g，生石膏60g，当归30g，川芎15g，党参30g，干姜15g，防风30g，炙甘草10g，黄芩15g，羚羊角粉0.9g（冲服），生地黄30g，生大黄10g。14剂，水煎，早晚分两次温服。

方药分析：王某病在气分，络脉郁闭不甚，虽未使用鲜地黄、马钱子通络，但散风之法亦为通络之用。以《古今录验》续命汤加减，仍用防风散风，生麻黄、桂枝开腠理。此患者舌脉表现热象明显，津伤不重，脉滑数，故用黄芩、石膏、生地黄清其内热，当归、川芎行血以灭风，干姜温散胃寒。患者便秘，故用大黄泻热通便。患者既往喜饮酒，酒毒内盛，易伤肝脾，湿热内生，肝热较重，以羚羊角泻肝火，且羚羊属木，善平肝风。全方共奏清热凉肝、散风通络之效。

2016-12-20，二诊：呼吸困难症状较前明显减轻，两肩疼痛，大便稀，膝盖以下发凉，四肢软弱无力，纳差，舌红，苔腻略黄，脉滑数。查体可见胸廓活动度增加。

生麻黄15g，桂枝15g，杏仁15g，生石膏30g，当归30g，川芎15g，党参30g，干姜10g，防风30g，炙甘草10g，黄芩15g，羚羊角粉0.6g（冲服），生地黄60g。14剂，水煎，早晚分两次温服。

方药分析：二诊时患者大便已稀，故去大黄；且未诉明显汗出，故酌情增加开肌腠之力，麻黄及桂枝用量增加；患者目前苔黄较前好转，减石膏用量。

治疗结果：患者经治疗后症状好转，间断门诊治疗。

按语：运动神经元病属神经内科疑难病，目前其病因及发病机制尚不明确，西医缺乏有效的治疗手段。本病主要累及四肢肌肉及呼吸肌，出现肌肉萎缩、肢体无力、肌肉震颤、呼吸困难等症状。临床预后差，大多数患者出现进行性呼吸困难，最终因呼吸衰竭致死。《千金要方·论风状》《灵枢·热病》《医学纲目》《圣济总录》中皆关于"风痱"的记载，"风痱"是以突然四肢瘫痪（或偏瘫或全瘫），而身无疼痛，多无意识障碍（或仅有轻微意识障碍）为主症的疾病。《古今录验》续命汤是治疗"风痱"的良方，在原文书下有这样的记载："并治但伏不得卧，咳逆上气，面目浮肿。""风痱"可兼有肺气膹郁之症可知。观其所述诸症，与运动神经元病累及四肢肌肉及呼吸肌出现肌肉萎缩、呼吸困难一致，故刘清泉教授认为本例诊断当属"风痱"无疑。除病名诊断外，刘清泉教授认为，本病的诊断上还应当结合"络病"理论。络脉既包括经络系统的经络之络，也包含着脉络之络（即《内经》中之血络）。刘清泉教授认为，本病病因属外风，治疗当散风通络，主要以《古今录验》续命汤为基础治疗。续命汤中散风之法亦为通络之用，麻黄、桂枝虽治在表，而实为在络，人参与归、芎并用，气络与血络并调，故而收效甚著。

17.清热凉血治疗极重度血小板减少案

血小板减少症是多种疾病的主要临床表现或常见并发症，但目前对其发病机制仍缺乏深入和系统的认识。本案患者罹患系统性红斑狼疮（SLE）多年，SLE可导致血小板减少，但从一般临床经验来看，该患者如此严重的血小板减少情况不能单以SLE血小板减少来解释，还应当理解为原发免疫性血小板减少症。血小板减少症的治疗原则为首先治疗原发病，为避免因为血小板过低引起致命性出血，可采取血小板输注、药物和脾切除等治疗方式。中医认为本病多为热毒之邪内伤脏腑，气血阴阳失调，导致血不循经，溢于脉外。但本例患者病因并不明确，西药的经验治疗效果并不明显，在中医药干预治疗后血小板迅速回升，疗效显著。

辛某，女，38岁，主因"周身密布出血点2天"于2021年2月23日就诊于北京中医医院。

病历摘要：患者2012年因"发现血小板减少1天"来诊，血常规检查提示血小板$0×10^9$/L，患者具有自身免疫色彩，暂未能确诊为某一种自身免疫性疾病，于刘清泉教授处服用中药治疗后恢复正常，此后出现病情反复，随着病情进展，最终确诊为"系统性红斑狼疮"，患者确诊后围绕系统性红斑狼疮坚持西医系统诊治。曾停服中药2年，近期因血小板严重降低，病情危重，西药无特效治疗方法，再次门诊就诊。

2021-2-23，一诊：患者周身密布出血点，约小米粒大小，色红，压之不褪色，散在出血点密集成簇（约10枚），约绿豆大小，下肢为甚，乏力甚，胃脘部不适，头痛，身热足冷，月经提前。舌红，苔少色黄，脉弦滑数。血常规检查（2月22日协和医院）示血小板 1×10^9/L。

临床思维：患者缓慢起病，最终确诊为系统性红斑狼疮，结合病史考虑为先天禀赋不足，加之情志内伤、劳倦过度、外邪侵袭入里，邪伏留而不去，郁而化生热毒，燔灼阴血，瘀血阻络，血脉不通，皮肤受损，渐及关节、筋骨、脏腑，核心病机是素体不足，真阴亏虚，瘀毒阻络，内侵脏腑。近因外感风热之邪，与血分伏邪相合，热毒之邪炽盛，导致血不循经，溢于脉外。治应凉血活血解毒。

予犀角地黄合升麻鳖甲汤加减。

生地黄120g，丹皮15g，赤芍30g，水牛角片90g，仙鹤草100g，炮姜15g，银花30g，升麻30g，制鳖甲10g，雄黄粉6g（分冲）。3剂。嘱雄黄粉冲服从1g起始，根据病情酌加。同时建议临时输注血小板改善病情。

方药分析：本病核心病机为热毒，且热毒病位较深，已入营血分，须当机立断，奋力削弱病邪，勿使其病进展。升麻鳖甲汤主治阳毒为病，升麻、雄黄解毒力强而整方清热力弱。而此时热迫血行，周身紫斑，急则治标，当以大剂量清热凉血药生地黄、丹皮、赤芍、水牛角清营血分热，同时酌加银花清热解毒，透解新感邪气。大剂仙鹤草止血、解毒、补虚。稍佐炮姜，既可止血，又可防止全方过于寒凉。以清热凉血解毒之力而论，生地黄不如鲜地黄，患者初诊时由于药房暂时"鲜地黄"缺货，故用生地黄。

2021-2-26，二诊：于协和医院输注血小板1治疗量，血小

板回升至 13×10^9/L，面部出血点渐消，未再诉身热。舌暗红，多细裂纹，苔薄黄而干，脉细。原方基础上调整清热凉血解毒药物和剂量。

鲜地黄 300g，丹皮 15g，赤芍 30g，水牛角片 90g，仙鹤草 100g，炮姜 15g，鲜茅根 150g，升麻 30g，制鳖甲 10g，当归 15g，雄黄粉 6g（分冲），青黛 15g（包煎），5 剂，水煎服，每日 1 剂。

方药分析：患者仍为血分热毒炽盛，服药后病情未发生变化，仍守原方，因表热已解，故去银花，加入鲜茅根、青黛，以增强凉血止血、清热解毒之效。加入当归以和血。生地黄改为鲜地黄，且剂量增加，凉血解毒之力更强。

2021-3-2，三诊：全身出血点消退，眠差多梦，口渴，自述"输血小板后心慌，心率加快"，足冷。舌红体暗，有裂纹，少苔，脉细弦滑。服药得效，守方加减再进。

鲜地黄 300g，鲜芦根 90g，丹皮 15g，赤芍 30g，银花 30g，水牛角片 60g，荆芥炭 10g，炮姜 15g，仙鹤草 100g，升麻 30g，制鳖甲 10g，青黛 15g（包煎），雄黄 6g（分冲），炙甘草 10g。7 剂，水煎服。

方药分析：二诊至三诊均使用了鲜药，计有鲜地黄、鲜茅根、鲜芦根，鲜药是指鲜采鲜用且未经任何干燥及炮制加工的新鲜动、植物药，具有取于自然、方便易得、便于急用、疗效显著、特色突出、应用广泛、资源丰富等特点。运用鲜药治病的案例，从古至今，历代典籍多有收录，明、清、民国乃至新中国建立初期是鲜药应用的鼎盛时期。研究表明，中药鲜品与干品的化学成分种类及含量有差异，故此在性味、功效、药理作用、用法用量上必然也产生差异。鲜药性多偏寒凉或性平，较同品种的干药寒凉之性更强。以本病例中鲜地黄与生地黄为例，大部分苷环烯醚萜类化合物在鲜地黄和生地黄中均有分布，但非苷环烯醚萜类化合物仅分布在生地黄和熟地黄中，而鲜地黄中未检出。说明鲜地黄在干燥、炮制的过程中，苷环烯醚萜类化合物发生了降解反应。《中国药典》中收录鲜地黄，言其具有清热生津、凉血、止血的功效，而生地黄的功效为清热凉血、养阴生津。本例患者复诊改予鲜地黄后，取效迅速。

2021-3-9，四诊：低热5天，体温最高37.3℃，乏力。血常规检查（3月9日）示血小板67×10⁹/L。舌暗尖红，稍有点刺，苔薄白。

临床思维：患者经治疗后血小板回升，舌象由初诊的舌红少苔，有细裂纹，逐渐转变为舌生薄白苔，舌尖有红点，是血分之热毒渐清，气分之热显露。患者基础病仍为虚证，治疗应兼顾凉血解毒、清气分热、补虚。

予补脾胃泻阴火升阳汤合升麻鳖甲汤加减。

生黄芪30g，人参10g，升麻30g，柴胡40g，苍术10g，羌活3g，黄芩15g，黄连10g，炙甘草10g，当归15g，鲜地黄60g，醋鳖甲10g，生甘草10g，雄黄1g（分冲）。5剂，水煎，每日1剂，分二次服。

方药分析：补脾胃泻阴火升阳汤为李东垣所创方剂，刘清泉教授常用于热郁伴有气虚者。热邪可以耗气，《内经》云"壮火食气"，清热与补气治疗并行而不悖。刘清泉教授使用此方的要点是重用升麻、柴胡，以升阳散火为主，其次是黄连、黄芩清热，而生黄芪与参类的剂量要相对小。升麻鳖甲汤加鲜地黄，清热凉血解毒仍是核心治疗。

2021-3-16，五诊：乏力，无身痛，血常规检查（3月15日）示血小板67×10⁹/L。二诊方减凉血药种类、剂量，合大剂生黄芪。

鲜地黄 90g，生地黄 60g，白茅根 30g，鲜芦根 60g，升麻 30g，当归 15g，醋鳖甲 10g，生甘草 15g，生黄芪 120g，生知母 10g。7 剂，水煎，每日 1 剂，分二次服。

方药分析：患者经治疗后血小板很快维持在了安全范围，但未再进一步提升，故本次仍以升麻鳖甲汤为主方，去掉解毒力强但毒性亦强之雄黄，加入芦茅根及鲜生地黄以清热凉血解毒，同时用大剂量生黄芪补气，佐以知母以防大量甘温益气助热。

2021-3-23，六诊：血常规检查（3 月 22 日）示血小板 81×10^9/L，口渴喜饮，舌红苔白。予白虎加人参汤合黛蛤散加凉血清热药。

生石膏 90g，知母 15g，西洋参 30g，鲜地黄 60g，白茅根 30g，鲜芦根 100g，丹皮 10g，青黛 15g（包煎），海蛤壳 30g，生甘草 10g。7 剂，水煎，每日 1 剂，分二次服。

方药分析：患者经治血小板回升，但再次出现气分热盛症状，故予白虎加人参清热益气，加入鲜地黄、芦茅根、丹皮以清热凉血，合入黛蛤散解毒凉血。

2021-3-30，七诊：予补脾胃泻阴火升阳汤合黛蛤散加减。

生黄芪 30g，党参 15g，苍术 15g，羌活 6g，黄芩 15g，黄连 10g，柴胡 45g，生甘草 10g，青黛 15g（包煎），海蛤壳 30g，青蒿 15g。12 剂，水煎，每日 1 剂，分二次服。

2021-4-20，八诊：前方加减。

生黄芪 30g，北沙参 30g，羌活 6g，升麻 15g，柴胡 30g，黄芩 15g，青黛 12g（包煎），海蛤壳 36g，制鳖甲 10g，炙甘草 10g，天花粉 15g，金银花 30g。14 剂，水煎，每日 1 剂，分二次服。

方药分析：患者经服白虎加人参汤后气分热盛已减，七诊与八诊改予补脾胃泻阴火升阳汤合黛蛤散加减，一面升散郁热，凉血解毒，一面补气扶正以治本。

2021-5-11，九诊：血常规检查（5月10日）示血小板 $100×10^9$/L，口渴，乏力，腰酸软，左腿胀痛，影响睡眠（不安腿综合征），纳多，善饥，入睡困难，二便调。月经4月6日，量多，色深红，有血块，无痛经。末次月经4月29日，量色同前。舌红苔白，脉细缓。血府逐瘀汤合黛蛤散加减。

生地黄60g，当归15g，川芎10g，赤芍30g，桃仁30g，红花10g，柴胡10g，枳壳10g，川牛膝30g，桔梗10g，青黛15g（包煎），海蛤壳30g，炙甘草10g，石韦30g。14剂，水煎，每日1剂，分二次服。

方药分析：患者血小板已达到正常范围，进入善后治疗。血府逐瘀汤理气活血而偏于凉血，是刘清泉教授临证常用方，此处取其调和一身气血之效。患者经历了大剂量清热凉血解毒、大剂量补气，疾病治愈后当调以"和法"，使气血调和。加入石韦以引血分余热自小便而去。

按语：系统性红斑狼疮（SLE）是一种系统性自身免疫病，以全身多系统多脏器受累、反复复发与缓解、体内存在大量自身抗体为主要临床特点。SLE出现血小板减少的最常见原因是血小板生成抑制、破坏增加以及消耗过多等因素。SLE常出现免疫介导的血小板和巨核细胞破坏。血小板减少可以先于SLE发生，也可能在疾病发作期间出现。本患者血小板降低到0，随时危及生命，因其在2012年即因血小板为0就诊于刘清泉教授，治疗后血小板长期维持在安全范围，对于中医非常信任，此次再次出现血小板为0，及时就诊，采用中医药治疗迅速治愈。

刘清泉教授治疗血小板减低症的经验是，当血小板下降到 $(3～5)×10^9$/L以下，皮肤开始有出血点的时候，往往是"血热妄行"或"气不摄血"，二者也可夹杂，此时应观察病人的舌和脉，当患者的舌表现为红绛的时候重用凉血，如果舌是淡胖可能存在阳气伤。有些患者血热进入营血分，舌苔不一定干燥，没有伤津伤营可以不干燥。血热用生地黄很关键，能用鲜地黄更好，合并使用升麻鳖甲汤时升麻的剂量也很关键，升麻在这里起清热解毒之效，用量宜大，紫草也可以，凉血解毒效果有时候比升麻还好，可能因张仲景时代尚未发现紫草这味药，故选用了升麻。我们曾经遇到一例肿瘤放化疗后顽固血小板低下的患者，此例患者精神不振，畏寒肢冷，舌淡暗胖大水滑，用益气健脾温中治疗后患者症状改善，但血小板仍然下降，舍去脉证，改予犀角地黄汤清热凉血，实现了血小板回升，但气虚阳虚症状又加重，后来采取两方交替服用的策略。对于此例患者治疗中的疑惑，请教刘清泉教授，刘清泉教授指出，肿瘤放化疗后实际是热毒内闭，壮火食气所导致的复杂局面，临床表现的一派气虚、阳虚象。热毒不清，补益很难取效，古人生地黄与附子并用，即是此类病机。古人虽未治过放化疗患者，但类似病机的患者，古人一定见过。

18. 重剂黄土汤治疗消化道出血休克案

　　消化道出血原因较多，急性非静脉曲张性上消化道出血是临床常见的急危重症，常见症状为呕血和黑便，严重者有意识淡漠、皮肤苍白、四肢湿冷、血压降低、心率增快等周围循环衰竭征象。消化道出血病情严重程度与失血量及出血速度直接相关，当病情较重时，应先迅速纠正循环衰竭，积极液体复苏，纠正血流动力学紊乱。由于离经之血常贮留于胃肠之中，故临床实践中难以直接准确判断出血量，故而体格检查中以皮肤黏膜色泽、神志、血压、尿量等指标间接评估灌注情况，以血常规检查监测红细胞计数、血红蛋白、血细胞比容判断治疗效果。在治疗过程中判断出血的活动性对决定治疗措施极有帮助，若患者症状好转，心率及血压稳定，尿量上升，即说明出血停止，病情进入相对稳定阶段。

　　患者某，男，86岁，因"发现柏油样便1天，四肢花斑2小时"急诊考虑存在"失血性休克"，收入ICU诊治。

　　病历摘要：患者老年男性，既往慢性肾衰竭、肾性贫血、冠心病、慢性心功能不全，2021年2月以急性心梗、急性心衰、慢性肾衰竭急性加重、细菌性肺炎等住ICU治疗，经治疗后症状好转出院。2021年3月2日因"发现柏油样便1天，四肢花斑2小时"急诊，查大便隐血阳性，血红蛋白较前下降约26g/L，考虑上消化道出血，因基础病较多，病情危重，需住院治疗，转入 ICU。T36℃，HR74 次 / 分，BP 99/41mmHg，R 20 次 / 分。患者神清，精神萎靡，查体欠合作，语言欠清晰，眼睑苍白，间断喘憋、胸闷，端坐呼吸，双肺呼吸音粗，可闻及少量干湿啰音及痰鸣音。诊断为上消化道出血、慢性心功能不全急性加重、肺炎、慢性肾功能不全急性加重、下肢深静脉血栓。治疗予输血改善贫血，予吗啡减轻肺水肿，禁食水，胃肠减压，洛赛克抑酸，凝血酶及维生素 K 止血。在维持血压的基础上持续床旁血液滤过。中医予参附注射液益气回阳，三七粉、大黄粉、白及粉调糊鼻饲止血。主管医师予大剂量益气摄血中药汤剂治疗（红人参 200g，生黄芪 120g，白芍 30g，白及 60g，仙鹤草 60g，大黄炭 15g，地榆炭 30g，三七面 12g，桂枝 15g，姜炭 30g，生甘草 15g，大黄粉 20g，阿胶珠 20g，木香 10g，五味子 15g，煅龙牡各 30g，艾叶 15g，当归 15g）。经上述治疗后，患者消化道出血稍有缓解，但 3 月 11 日患者再次出现消化道大出血，血压降至 87/36mmHg，经抢救后生命体征暂时稳定。

2021-3-12，一诊：体温 37℃，脉搏 81 次 / 分，血压 135/76mmHg（持续泵入去甲肾上腺素维持血压）。气管插管，有创呼吸机辅助通气，模式 A/C，PC10cmH$_2$O，f16 次 / 分，PEEP4cmH$_2$O，FiO$_2$ 60%。咪达唑仑浅镇静状态，双侧瞳孔等大，对光反射灵敏。左肺呼吸音减低，未闻及明显干湿啰音。保留胃管状态，持续胃肠减压，肠外营养支持。腹软，无明显压痛，肠鸣音 2～3 次 / 分。保留尿管，尿色黄，尿量少。近 24 小时共排暗红色稀便 1036mL。舌淡嫩，脉细弱。

临床思维：患者属于"急性出血"类疾病，多因在内伤积损的基础上，外感六淫、内伤七情或劳倦耗伤正气等而致。该患者久病，近 4 个月持续住院，反复因感染使用抗菌药物、因凝血障碍使用抗凝治疗，正气严重耗伤，最终气不摄血，而发为急性出血。出血来势汹涌，已出现气随血脱之势。患者舌淡嫩，提示中阳不足，治疗当以温中益气摄血为主。

予《金匮要略》黄土汤加减。

伏龙肝300g，红参120g，姜炭60g，仙鹤草100g，荆芥炭10g，三七面6g（分冲），炒白术60g，黄芩炭10g。2剂，水煎，每日1剂，分次温服。

参附注射液100mL，q12h。

方药分析：黄土汤出自《金匮要略》，主治"下血，先便后血，此为远血。亦主吐血，衄血"，组成为灶心黄土、白术、附子（炮）、干地黄、阿胶、黄芩、甘草。方中以灶心黄土温中止血为君；白术、附子温脾阳而补中气，助君药复脾阳统摄之权；出血量多，阴血亏耗，而辛温之术、附又易耗血动血，故用生地黄、阿胶滋阴养血，黄芩清热止血为佐；甘草调药和中为使。诸药配合，寒热并用，标本兼治，刚柔相济，温阳而不伤阴，滋阴而不碍阳。本方是治疗血证的经典方剂，广泛应用于吐血、便血、妇科崩漏出血、鼻血不止等血证。刘清泉教授重用伏龙肝（即灶心黄土）300g，以取之温涩止泻止血。《名医别录》言其主治"妇人崩中，吐血，止咳逆，止血"，《本草便读》称其"凡诸血病，由脾胃阳虚而不能统摄者，皆可用之"。原方中灶心黄土用量半斤，折合现代剂量约100g，今常用量在30～60g。本方患者素体阳虚在前，大量出血在后，经过多种治疗后仍不能好转，非大剂量灶心黄土不能止血，故重用300g。刘清泉教授认为，此患者不适宜使用附子，附子温阳，通行十二经脉，走而不守，改予温而不走、温中涩血之姜炭，配合炒白术温中健脾，共同协助伏龙肝达到止血之效。重用红参120g以峻补元气，益气固脱，改善休克状态，所谓"有形之血不能速生，无形之气所当急固"。黄芩炭、仙鹤草均可收涩止血，但同时具有寒凉之性，可以监制温药温燥之性。三七粉止血而不留瘀，荆芥炭兼具升阳止泻和收涩止血之功。

治疗结果：患者服药后病情改善，首先表现为大便量逐渐减少，患者3月11~12日的24小时之中共排暗红色稀便1668mL，3月12~13日的24小时中共排便1038mL，而3月13~14日的24小时中排便量只有241mL。

2020-3-14，二诊：患者服药既效，原方续服。

伏龙肝300g，红参120g，姜炭60g，仙鹤草100g，荆芥炭10g，三七面6g（分冲），炒白术60g，黄芩炭10g。2剂，水煎，每日1剂，分次温服。

参附注射液100mL，q12h。

2020-3-15，三诊：患者出血渐止，输血需求明显下降，3月11~12日共输注悬浮红细胞10单位（约1500mL），血浆1200mL。3月14日至今未再输血，血色素仍能维持良好。舌淡嫩，脉沉弱。呼吸机辅助通气，持续床旁血液滤过。治疗继续予益气温中摄血法。

伏龙肝300g，赤石脂30g，红参150g，姜炭60g，仙鹤草100g，炒白术60g，黑顺片10g，黄芩炭10g，三七面6g（分冲），生黄芪100g。3剂，每日1剂，分次温服。

参附注射液100mL，q12h。

2021-3-18，四诊：患者血色素维持稳定，未再出血。舌淡嫩，脉弱。

伏龙肝300g，红参120g，姜炭60g，仙鹤草100g，三七面6g，炒白术60g，黄芩炭10g，赤石脂30g，生黄芪100g，黑顺片10g，鲜地黄60g。4剂，每日1剂，水煎服。

治疗结果：患者经治疗后消化道出血痊愈，继续住院治疗心功能不全、肾功能不全等慢性疾病。

按语：本例患者在 ICU 接受全方位的监护救治，但消化道出血情况仍然难以控制，此时应该考虑内镜止血或介入止血。本患者曾行全院会诊，多次请内镜室与介入专家会诊，均考虑到疾病复杂与手术获益不明确，建议内科继续保守治疗。因出血不止，严重危及生命，故出血性病证中医历来就关注较多，如《十药神书》《血证论》即为治疗出血性疾病之经典著作。中医使用汤药或散剂止血经验丰富，疗效确切。如"呕血用药宜清，便血用药宜温"，即为通过大量消化道出血救治所积累的经验。但西医理念深入人心，对于消化道出血者要"禁食禁水"，严重影响了临床使用中药止血的积极性。本例患者因为下肢深静脉血栓溶栓治疗 1 周，此前因为心梗使用抗血小板聚集药物半年，又因为感染曾长期使用抗菌药物，这些均是导致患者最终大出血的原因。从中医角度审视，属于中阳大伤，气血失调。本例患者在治疗陷入困境之时，经刘清泉教授大剂量补气温中、收涩止血而获得佳效，足资后学者临床借鉴。

对于血证危重症患者，刘清泉教授注重大剂量益气以摄血，本例患者此前也使用了红参 200g、生黄芪 120g 补气，但疗效并不明显。刘清泉教授指出，该患者病程较久，下利症状突出，益气固然重要，但同时需要温涩，原方温涩之力欠缺，故予大剂量黄土汤，而且犹虑黄土汤温涩之力不够，再加禹余粮收涩止泻，以助止血。刘清泉教授强调，危重症患者的出血治疗棘手，中医具有显著优势。其讲述一例新冠危重症患者使用 ECMO，ECMO 必须抗凝，而患者病情危重，全身机能衰退，凝血功能严重紊乱，肺泡出血，从胸片看双肺全部变白，经治医生均认为已经无法挽回，后经其指导治疗，以益气摄血、补气活血、肺肠同治为法，使用了红参 300g，生大黄 60g，仙鹤草 100g，炮姜 30g，三七粉、生甘草、芒硝各 6g，出血迅速稳定。到后期方子逐渐转变为以黄芪为主，用量加到 300g，最终成功脱离 ECMO。

19. 祛邪扶正治疗多发伤术后"超级细菌"感染案

　　超级细菌，是产 NDM-1 泛耐药肠杆菌科细菌。其产生的根本原因是细菌基因突变。以往抗生素的滥用对微生物进行了定向选择，出现了几乎可以抵御所有抗生素的细菌，称之为"超级细菌"。因为几乎没有抗菌药能控制它们，因此一旦感染"超级细菌"，患者可能会出现严重的炎症反应，甚至引起死亡。中医的辨证论治思想以及中药复方制剂，既能个体化针对性治疗，也能增加细菌应对药物的难度，减少耐药性，逐渐成为目前针对超级细菌的重要治疗方法。此案为刘清泉教授受国家委派，前往兰州会诊病历。

　　患者张某，男，51 岁。因"车祸外伤后致胸痛伴意识丧失3 小时"于 2010 年 10 月 1 日收住于兰州大学第一医院重症医学科。

　　病历摘要：患者入院时，T35.5℃，HR140 次 / 分，血压44/20mmHg，R42 次 / 分。患者意识丧失，呼之不应，双侧瞳孔等大等圆，约 4mm，查体不合作。胸部、上腹部及头颅 CT平扫检查：左侧多发肋骨骨折，左侧血气胸，蛛网膜下腔出血，胸 12 椎体压缩性骨折伴截瘫。于当日夜间在全麻下行"左侧肋骨切开复位内固定术"，于 10 月 6 日晚在全麻下行"胸 12 椎体压缩性骨折伴截瘫切开复位内固定术"。术后补充诊断：①肺部感染，脓毒性休克；②胸12骨折并截瘫；③多发性肋骨骨折；④颈椎骨折（寰椎）；⑤左侧臂丛神经瘫；⑥左肩胛骨骨折；⑦蛛网膜下腔出血；⑧尿崩症（中枢性）。术后给予抗感染、止血、预防应激性溃疡、抗休克、脑保护、营养及支持等治疗，病情尚平稳。10月9日晨患者出现寒战、高热，体温38.0℃，血压下降至55/40mmHg，考虑感染性休克，血培养显示产酸克雷伯菌（10月4日送检），对亚胺培南敏感，遂给予亚胺培南治疗4天，病情趋于稳定。10月13日血培养显示多重耐药产酸克雷伯菌，仅对阿米卡星中度敏感（10月9日送检，此株细菌10月28日于北大医院NDM-1检测阳性），考虑为超级细菌，遂及时更换为氨基糖苷类抗生素，同时将患者隔离，实施物品专用、加强消毒等措施。10月11～13日，连续3天血培养呈阴性，痰培养为鲍曼不动杆菌。10月27日患者再次出现寒战、高热，体温42.0℃，血压下降至80/50mmHg，给予亚胺培南等抗感染效果不佳，高热持续不退，病情危重，遂请中医协助诊治。

2010-10-27，一诊：患者高热，时时振寒，汗出不畅，咳嗽痰多，痰呈黄色黏稠状，不易咳出，双目发赤，口干，大便成形，量少，小便2814mL。血常规检查：白细胞$34.90×10^9$/L，中性粒细胞94.7%。粪便细菌涂片检查：大量G^+球菌链状排列，偶见G^-杆菌。胸片检查：双肺片状渗出影。体格检查：神志不清，血压80/50mmHg，体温42.0℃，双肺可闻及湿啰音，呼吸急促，呼吸机辅助排痰，腹胀如鼓，叩诊呈鼓音，面目及下肢胫骨前缘轻度水肿。伸舌迟钝，舌尖红，舌质淡，扪之少津，苔白腻，脉浮数。

临床思维：根据《金匮要略·肺痿肺痈咳嗽上气病脉证治》"风舍于肺，其人则咳，口干喘满，咽燥不渴，多唾浊沫，时时振寒，热之所过，血为之凝滞，蓄结痈脓，吐如米粥，始萌可救，脓成则死"，本病可以从"肺痈"考虑。患者高热振寒，痰多黄稠，苔腻，脉浮数，属于肺痈初期，痰热壅肺证，治以清肺化痰为主，根据患者舌质淡少津，考虑中老年男性，外伤并手术后有气阴亏损之象，因此兼以益气养阴。

葶苈子20g，黄芩20g，鱼腥草30g，杏仁10g，全瓜蒌30g，生石膏30g，炙桑白皮30g，西洋参20g，竹茹10g，桔梗10g，黄芪30g，连翘30g，龙葵15g，甘草10g，桃仁10g。3剂，每日1剂，水煎，分3次服。

方药分析：方以葶苈大枣泻肺汤清泄肺热，佐以杏仁、瓜蒌、竹茹、鱼腥草加强清化痰热之力，石膏、黄芩、桑白皮加强清泄肺热之力。桔梗既能消痈排脓，又能够宣开肺气，与大量降泄药配伍，一升一降，恢复肺气肃降功能。连翘宣发表热，兼清泄肺热。西洋参、黄芪益气养阴扶正。桃仁为血分药，防止气病及血。龙葵利水消肿，助邪气从小便排出。甘草调和诸药，且护胃气。

治疗结果：患者服药1剂后，体温由42.0℃渐降至38.1℃，神志清，咳嗽较前减轻，痰量较少，呈白色黏稠状，不易咳出，腹胀缓解，大便稀，黄色糊状，约60mL，小便1320mL。体格检查：双肺闻及少许湿啰音。粪便细菌涂片检查：少量 G^- 杆菌，偶见 G^+ 球菌。10月28日与10月29日两次胸片比较，可见肺门、肺尖部片状渗出影较前减少。

2010-10-30，二诊：患者体温仍波动于39.0℃左右，其余症状缓解。舌尖红，舌质淡，两侧微瘀，苔薄白，寸、尺脉浮数。

临床思维：《金匮要略·肺痿肺痈咳嗽上气病脉证》云："千金苇茎汤，治咳有微热，烦满，胸中甲错，是为肺痈。"患者间断性高热、寒战，神志清，且痰量减少，提示正气有力鼓邪外出。若战汗作解，正胜祛邪，乃疾病向愈之象。现患者仍属于卫气同病。

予千金苇茎汤合银翘散加减。

黄芪30g，西洋参20g，当归20g，赤芍30g，桃仁10g，鱼腥草30g，全瓜蒌30g，芦根30g，制半夏20g，茯苓30g，白术20g，生石膏60g，金银花30g，连翘30g，桔梗10g，肉豆蔻10g，甘草10g。2剂，每日1剂，水煎，分4次服。

方药分析：千金苇茎汤清肺排浊，合银翘散清热解表，石膏清肺之气分热，佐以当归、赤芍加强活血之力。肺为贮痰之器，故以全瓜蒌、鱼腥草清热化痰，有利已成之痰排出；脾胃为生痰之源，以半夏、茯苓、白术、豆蔻燥湿运脾，杜生痰之源。西洋参、黄芪益气养阴，扶正祛邪；桔梗宣肺化浊；甘草调和护胃。

治疗结果：上方服药1剂后，于10月31日下午咳出大量黄色黏稠痰，咳嗽明显缓解。血常规检查：WBC 7.54×10⁹/L，N 85.2%。患者于11月1日凌晨2：00体温又升高，达40.0℃，寒战，汗出后，体温渐降为37.0℃。

2010-11-1，三诊：应甘肃省卫生厅之邀，国家卫生部特派刘清泉教授指导治疗。患者嗜睡，咳吐白色黏稠痰，伴白色泡沫，量中等，较前易咳出，上半身微汗出，汗出不畅，小便量2886mL，色白，大便不能自控，不自主溢出。伸舌迟钝，舌质淡嫩，扪之水湿，苔薄白，双脉沉缓无力。

临床思维：患者虚实夹杂，前方以祛邪为主，现痰热稍清，患者出现神志欠清、大便自遗等虚象。《伤寒论》第281条"少阴之为病，脉微细，但欲寐也"，第301条"少阴病，始得之，反发热，脉沉者，麻黄细辛附子汤主之"，此证当属太少两感，痰呈白色泡沫状，小便色白，大便不能自控，当属脾肾阳虚，水气不化。治疗应温阳散邪。

予麻黄附子细辛汤加减。

麻黄 10g，杏仁 10g，制附片 10g，细辛 6g，升麻 10g，茯苓 30g，苍术 10g，肉桂 6g，甘草 10g，肉豆蔻 10g，红参 20g，黄芪 20g。1 剂，水煎，分 4 次服。

方药分析：麻黄附子细辛汤温经散邪，以制附片佐肉桂温肾阳，益火源，消阴翳；肉豆蔻、苍术、茯苓温脾阳，健脾运，运化水液；汗出不畅，腠理闭郁，故以麻黄开宣腠理，配伍升麻、杏仁，升降相成，气机得畅，共司肺之宣降功能，同时升举阳气，通利三焦，助肾阳温煦膀胱，使气化之水液得以有力输布，浊中之清供人体重新利用，体现《内经》"三焦膀胱者，腠理毫毛其应"。红参、黄芪益气固表，扶正祛邪，且防麻黄发汗太过。炙甘草调和诸药，护胃气，且解附子之毒。全方宣上焦肺气，运中焦脾气，温下焦肾气，三焦畅通，水液自治，所谓"治病必求其本"。

治疗结果：患者服药 2 次后，精神渐佳，夜间体温正常，晨起体温 37.4℃，之后全天体温正常，上半身微汗出，皮肤湿润，以头颈部显著。咳嗽、咳痰明显缓解，痰质清稀，色白，量中等，易咳出，右下肺呼吸音低，且闻及少许湿啰音。胸片检查提示渗出较前明显减少，纹理增粗，血象稍偏高。口略干，头痛，有食欲，面目四肢水肿消失，小便量 2030mL，色黄，有便意，大便未解，但可自控。服药 4 次后，偶觉心慌，心率 109 次 / 分，嘱减药量，汗出、心慌症状稍缓解。

2010-11-3，四诊：患者症状均缓解，但头颈部仍汗出，伸舌灵活，舌质淡嫩，两侧微瘀，苔薄白，脉细数。

临床思维：患者全天体温正常，表证已解，故治疗应重在温肾阳，顾脾阳。心主血，汗为血液所化，血汗同源，汗出太多则伤心而见心慌。治疗应温中有敛，以免发散耗津。

生黄芪60g，杏仁10g，制附片10g，细辛6g，升麻10g，茯苓20g，炒苍术20g，肉桂6g，红参20g，肉豆蔻10g，五味子10g，牡蛎30g，当归20g，赤芍20g，炙甘草10g。1剂，水煎，分4次服。

方药分析：前方去麻黄，加五味子敛汗生津，益心肺之气，牡蛎收敛固涩，镇惊安神；重用黄芪益气固表，卫气足，则开合有司，汗液自调；小便量仍较多，减茯苓量，弱利水之功；患者头痛，为脑外伤后常见症状，故仍以当归、赤芍活血化瘀。且肾司二便，肾阳温煦，则二便自调。

治疗结果：患者1剂药分3次服用，服药后头颈部汗出明显减少，心慌消失，HR 90次/分，无明显咳嗽、咳痰，右下肺未闻及明显湿啰音，胸片检查示肺部纹理增粗。血常规检查：WBC 9.1×10^9/L，N 79.2%。粪便涂片检查显示球杆比为1：9。痰培养涂片检查未见真菌。血培养结果回报无此类肠杆菌生长。11月4日下午，患者头颈部无汗出，精神转佳，双目有神，头痛消失，小便量每小时110mL，色黄，大便能知便意。超级细菌感染临床治愈。

按语：本例患者遭受严重创伤，伴有创伤性休克、血气胸、多发肋骨骨折、呼吸衰竭，难以避免出现免疫力下降、排痰能力丧失、肺部严重感染及感染性休克，这是NDM-1泛耐药菌感染的病理基础。中医学认为，本例患者发病的关键原因是创伤、手术等导致人体正气不足，不能祛邪外出，邪气内伏，待机发病，造成邪盛正虚的核心病机。本例患者经中西医结合治疗后泛耐药菌很快即被清除，患者病情趋于稳定，与中西医结合治疗以调节人体免疫力、肠内外营养支持及胸部物理治疗等非抗生素治疗有关，而抗生素联合使用也发挥一定作用。总结该病例诊治经验，可以发现控制原发病灶、彻底引流、提高免疫力、充分的营养支持及早期使用中医药在泛耐药严重感染治疗中发挥着重要作用。

对于本例患者的治疗方案，由宣肺清热化痰至温阳的骤然转变，我们请教了刘清泉教授，刘清泉教授指出，前者是对肺炎常规治疗思维，对于危重症，除看到患者的肺炎，还要看到患者的全身状态，从患者舌脉的变化和出入量的变化来看，已经出现了阳气受损，邪气没有完全透出来，所以此时需要转变思路，将之前的清宣透邪之法，改为温透之方法，从而走出了治疗的困境。

20. 大柴胡汤治疗胆囊切除、胆管切开取石术后胃肠功能障碍

　　胆囊结石伴急性胆囊炎又称"急性结石性胆囊炎"，西医外科学认为急性结石性胆囊炎最终需采用手术治疗，应争取进行择期手术。胆管结石会阻碍胆汁的排泄而引起梗阻性黄疸，胆管属于"肝外胆管"，此部位结石也是首选手术治疗，在开腹或腹腔镜下手术，行胆总管切开取石，放置 T 形管引流。本例患者罹患急性结石性胆囊炎、胆管结石，基础病较多，在全麻下行手术治疗，围术期管理困难，最终在中西医密切配合治疗下快速康复。

　　患者某，男，84 岁，因"右上腹腹痛 20 天，加重伴发热 2 小时"由急诊以"胆囊结石伴急性胆囊炎"于 2016 年 3 月 15 日收入院，行急诊手术，术后转入 ICU 治疗。

　　病历摘要：既往冠心病、支气管扩张病史，年轻时左肺切除，20 天前无明显诱因出现右上腹疼痛，2 小时前患者出现恶寒发热，体温最高 38.2℃，右上腹疼痛较前加重。实验室检查：WBC 12.78×10⁹/L，N 87.4%，RBC 3.84×10¹²/L，TBA 19.2μmol/L，CG 11.89mg/L，ALT 54.6U/L，GCT 980U/L。腹部超声检查：胆囊大小 6.7cm×2.9cm，壁厚毛糙，内可见多个回声团，最大直径 2.0cm，后方伴声影，胆总管 1.2cm，胆囊内可见少量絮状回声。腹部 CT 平扫：胆管及胆囊结石，胆囊壁增厚。诊断为胆

总管结石、胆囊结石伴急性胆囊炎，梗阻性黄疸。为求手术治疗收入外科治疗，于 3 月 15 日在全麻下行腹腔镜探查、胆囊切除术、胆总管切开取石，放置 T 形管，术后转入 ICU 治疗。查体：T 38℃，HR 100 次 / 分，BP 125/75mmHg，术后镇静状态，腹部伤口无菌敷料覆盖，清洁干燥，无渗出，腹腔引流管引流通畅，可见少量鲜红色血性分泌物渗出，T 形管引流通畅，有少量黄褐色胆汁引出，肠鸣音 1 分钟未闻及，四肢末皮温凉。舌暗红，苔黄腻，脉弦滑。气管插管，呼吸机辅助呼吸，SIMV 模式，f 14 次 / 分，PS15cmH$_2$O，PEEP4.0cmH$_2$O，FiO$_2$ 40%。3 月 16 日晨起患者神志清醒，生命体征平稳，拔除气管插管后呼吸平稳。

2016-3-17，一诊：因术后胃肠功能障碍请刘清泉教授会诊。患者面色萎黄，气息低微，乏力，睑结膜苍白，腹部胀气严重，舌暗红，苔薄黄，脉弦滑。实验室检查：WBC 17.06×10^9/L，N 90.8%，RBC 2.55×10^{12}/L，Hgb 77g/L，CRP 93.33mg/L。

临床思维：患者高龄，急性右上腹疼痛，属于胆石症合并急性胆胀，核心病机为肝胆湿热，经迁延 20 余日后方行外科手术治疗，湿热久羁，化生黄疸，耗伤正气。经手术祛邪治疗后，余邪未尽，表现为发热，腹胀满疼痛，舌暗红，苔薄黄。治疗应行气利胆，化湿清热。但患者高龄、久病、手术损伤，用药应顾护正气，中病即止。

予大柴胡汤加减。

柴胡 30g，黄芩 15g，生大黄 15g，枳实 30g，赤芍 15g，清半夏 10g，莱菔子 20g，广木香 10g，党参 30g，芒硝 15g(单包，分次冲服)。3 剂，水煎，每日 1 剂。如大便通行，则停用芒硝。

方药分析：大柴胡汤为治疗胆热腑实证之专方，具有疏肝利胆、清热化湿、通便之效，但此方行气消胀止痛之力稍弱，故加入莱菔子、广木香以增效。因患者高龄、久病及手术损伤，通下药之用量不宜过大，仅使用生大黄15g，为了确保通便之效，配伍芒硝冲服。患者病情虽急，尚非危症，元气未见明显受损，故加入党参30g以顾护正气。大便畅行即停芒硝，体现了"中病即止"的思想。

治疗结果：3月18日诊查患者，服药1剂，肠鸣音恢复正常，但仍未未排气、排便，腹胀仍然明显，临时予通便中药灌肠一次，即排出大量干便，腹胀随即减轻。3月19日患者已无腹胀症状，查体腹软，无肌紧张，肠鸣音正常，当日可进食流食。经评估病情平稳，转入普外科病房继续治疗。

按语：胃肠功能障碍是全麻术后常见并发症，因为麻醉药物会抑制胃肠道正常活动。如果患者经历了腹部大手术，一般也都要经历胃肠功能恢复过程。该患者即是在全麻状态下进行了腹部手术，术后出现了胃肠功能障碍，腹部胀气严重。目前，西医促进肠道运动的措施不多，胃肠处于麻痹状态时，除了胃肠减压，缺乏更积极的干预措施。中医理论素来注重胃肠道功能，对于胃肠功能障碍积累了不少有效的治疗经验。手术后出现的胃肠功能障碍主要因手术损伤了人体元气，并致血失津亏和脉断血瘀，最终出现脾胃升降功能失常，运化失司，腑气不通，而致胃肠功能障碍。通下类方剂如大承气汤类方、理气类方剂如四磨汤类方、理气通下类方剂大柴胡汤等，均能发挥一定的治疗作用。针刺足三里、上巨虚等也可以促进胃肠蠕动。但是临床医生受制于"术后禁食"这一常规，不敢尝试早期给予中药汤剂干预。其实应根据具体的术式和胃管放置的位置来灵活决策，此例患者只经历了胆道的手术，胃肠道是完整的，早期服用中药可以促进胃肠恢复，改善全身状态，促进患者快速康复，是有益而无害的。

21. 益气活血辅助治疗 Whipple 术后出血案

胰十二指肠切除手术复杂，切除范围广，涉及器官多，术后并发症多，是风险较高的外科手术之一。尽管随着手术技巧及医疗技术的提高，术后死亡率已下降至 5% 以下，但术后并发症发生率仍高达 18%～52%，其中术后出血发生率为 2%～18%，其死亡率高达 14%～38%。一旦发生出血，可行血管造影明确出血位置，选择内镜下止血或血管栓塞止血，对大量出血或止血后再次出血的患者及时手术探查。本案是一例胰十二指肠切除术后出血病例。本例患者高龄，手术过程顺利，10 天后并发出血，输血及对症治疗无效，医院迅速组织多学科协作止血，24 小时内完成胃镜、腹部增强 CT、动脉造影等检查，并行胃左动脉栓塞止血术，积极给予中药干预，治疗思路有二，其一为益气摄血，其二为恢复胃肠气机升降。

李某，男，77 岁，主因"黄疸 1 个月余"于 2015 年 7 月 15 日入住外科，并于 2015 年 8 月 2 日转入 ICU。

病历摘要：患者 1 个月前无明显诱因出现身黄、目黄、小便黄，于当地医院行腹部 CT 检查，结果显示胆道梗阻，梗阻部位位于胆总管中下段，梗阻原因考虑恶性肿瘤，胆管癌可能，腹膜后多小淋巴结。2015 年 7 月 13 日于某院行 ERCP+EST+SpyGlass+ENBD 检查，考虑胆总管中段占位病变

（恶性），为求进一步手术治疗，收入北京中医医院外科。入院症见身黄、目黄、小便黄，乏力，纳少。无心悸、胸闷，无咳嗽、咳痰，无腹痛、腹胀。近1个月体重下降4kg。血常规检查：WBC 7.98×10⁹/L，Hgb 103g/L，PLT 393×10⁹/L。生化检查：DBIL 106.2μmol/L，TBIL 164.6μmol/L，ALT 116.1U/L，AST 69.6U/L，GGT 1055.8U/L，ALP 930.7U/L。西医诊断为胆总管恶性肿瘤、梗阻性黄疸、肝功能异常。2015年7月20日在全麻下行胰十二指肠切除、胆囊切除、空肠造瘘、剖腹探查术。术中切除十二指肠全长、远端胃、胆总管中下段、胆囊、胰头、钩突、部分胰体、肝十二指肠韧带内脂肪组织，行胃肠吻合、胆肠吻合、胰肠吻合，并于空肠吻合口远侧40cm行空肠造瘘，置入营养管，胆肠吻合口、胰肠吻合口留置引流管，过程顺利。术后抗炎，补液，抑酸保护胃黏膜，抗凝，保肝，静脉营养支持。经治疗后患者黄疸症状改善，余无不适。2015年8月2日凌晨1:40出现恶心呕吐，呕吐物为暗红色液体，约100mL，胃肠减压可见鲜红色液体1400mL。胃镜检查提示吻合口处溃疡；腹部增强CT提示腹腔内积血可能，腹腔及腹腔后积液。行腹腔引流，引出血性液体量约200mL。予输血、补液等对症治疗，生命体征难以维持。20:00行腹腔动脉造影，胃左动脉栓塞术，并转入ICU治疗。

2015-8-3，一诊：患者存在失血性休克，目前予无创呼吸机辅助通气，抑酸保护胃黏膜，补液输血等治疗，听诊肠鸣音未闻及。综合患者整体情况予下方：

红参90g（另煎），大黄30g，三七面30g（冲服）。1剂，急浓煎200mL，空肠管缓缓滴入。

方药分析：处方以红参90g益气摄血，为君，大黄30g通降胃肠，为臣，三七面30g补气止血，为佐使，共同达到止血之效。

治疗结果：服中药后第二日（即8月4日），肠鸣音可闻及，约2次/分，声低弱。排黄色稀便3次。

2015-8-5，二诊：神清，无创呼吸机辅助通气，仍予补液、输血对症治疗。诉偶有口干，仍腹胀，胃肠减压之胃液呈墨色。查体：腹部膨隆，腹壁略紧张，肠鸣音1次/分。舌暗红，苔厚腻，脉滑。

红参90g，大黄30g，厚朴30g，三七面30g，仙鹤草100g，金银花90g。3剂，每日1剂，浓煎200mL，经空肠管缓缓滴入。

方药分析：本例患者服药1剂后，肠鸣音低弱，且出现排便，为药已中的，守方加味再进。腹仍胀，肠鸣音未全恢复，故依前方加用厚朴30g，以协同大黄达到通降胃肠之功。加仙鹤草100g补血，并协同三七止血。患者Whipple后10日，复加急性大出血，正气虚弱，极易感受外邪，患者舌暗红，提示已有热象，故加入银花90g先安未受邪之地。

2015-8-8，三诊：患者整体状态改善，改予文丘里面罩吸氧，尿液深黄，巩膜及周身皮肤黏膜黄染，每日大便2次，肠鸣音低，双下肢轻肿。

临床思维：经治疗患者失血性休克纠正，未再出现活动性出血，全身状态改善，但出现黄疸加重。因血已止，脾胃升降已恢复，故减人参、大黄用量，停三七粉、仙鹤草止血之品。黄疸日久，术后缓解，今又反复，治法参考阴黄。

予茵陈术附汤加减。

红参10g，生黄芪30g，大黄10g，炒白术15g，黑附片15g，茵陈60g，炙甘草6g。7剂，每日1剂，浓煎200mL，经空肠管滴入。

方药分析：方中茵陈利湿退黄，附子温中散寒以化水湿，且可监制茵陈寒凉之性，白术甘草健脾利湿。《医学心悟》言茵陈术附汤温阳利湿退黄，治寒湿阻滞而致的阴黄，身目熏黄，身冷不渴，小便自利，脉沉细。

2015-8-15，四诊：患者病情稳定，转回外科继续治疗。神清，周身皮肤黏膜及巩膜黄染较前减轻，仍有腹胀。

茵陈 60g，炒白术 15g，黑附片 15g，玄参 30g，生地黄 30g，生黄芪 60g，赤芍 60g，灵芝片 30g，酒大黄 6g。14 剂，每日 1 剂，浓煎 200mL，经空肠滴入。

方药分析：患者病情趋于稳定，目前主要为促进康复。患者黄疸突出，且因术后及病情加重使机体气血大亏，故仍予茵陈术附汤为主方，加入益气养阴血之玄参、生地黄、黄芪、赤芍、灵芝善后。

治疗结果：患者经中西医结合系统治疗，黄疸消退，拔除引流管，2015 年 8 月 26 日出院。

按语：本例患者行 Whipple 术后，胃之吻合口尚未长合，不能经口或胃管给食物、水及药物。因其保留有空肠喂养管，故从空肠管给药。这是中药给药方式的进一步拓展，为中药在急危重症中的使用提供了极大方便。重症胰腺炎、胃穿孔等不能经口及胃管给药者，可借鉴此例，予留置空肠管给药。但在使用空肠给药时应注意，空肠管较胃管细小，给药时应加强护理，防止堵塞，尤其是方中有三七粉一类冲服的药粉时更应及时冲管。本例患者经中西医治疗终至痊愈，中医辨证用药是取效的关键，也与中药给药途径及北京中医医院综合应急能力有关。

22. 醒神开窍治疗 Whipple 术后神昏抽搐（PRES）案

可逆性后部白质脑病综合征（posterior reversible encephalophy syndrome，PRES），是根据脑部的影像学特征命名的一种病症，1996 年由 Hinchey 等报道。经进一步研究发现，PRES 是一种可逆的血管源性水肿，癫痫发作、头痛、视觉障碍等神经系统症状是常见表现。本病常见于高血压、肾衰竭、使用细胞毒性药物、自身免疫病等病程中，发病的原因一般认为是急剧的血压波动或细胞因子损伤血管内皮引起血脑屏障破坏，引起脑水肿。PRES 通常可逆，多数患者预后良好，1 周左右可以恢复。本例患者是 82 岁的老年患者，具有肿瘤和骨髓增生异常综合征病史，手术创伤可能是 PRES 的诱发因素。

患者王某，男，82 岁。2020 年 7 月 8 日因"间断发热、腹痛、皮肤黄染 3 年，加重 20 天"入院，7 月 23 日由外科行剖腹探查手术，术后因病情变化于 7 月 25 转入 ICU 抢救治疗。

病历摘要：患者 2020 年 4 月因发热、腹痛、皮肤黄染就诊，经检查发现十二指肠乳头恶性肿瘤，于超声下行 PTDB 治疗，术后体温较前下降，但仍有间断发热，可自行下降。后无明显诱因发热及腹痛症状加重，就诊于我院，7 月 23 日行"剖腹探查＋胆囊切除术＋胆总管探查术＋胆总管空肠吻合术＋胃空肠吻合术＋空肠空肠侧侧吻合术"，术后诊断为"十二指肠恶性肿瘤、胆总管多发结石、胆管支架置入术后、胆囊结石伴胆囊炎、肝功能异常、骨髓增生异常综合征、白细胞减低、坠积性肺炎、陈旧性脑梗死"等。术后当日（7月23日）21时许突发抽搐，伴双目上视，意识丧失，呼吸急促，予地西泮、苯巴比妥等镇静无效，考虑为癫痫持续状态，请ICU会诊，予气管插管、充分镇静、呼吸机辅助通气并转入ICU继续治疗。MRI检查：双侧大脑后部皮层为主病变，考虑为可逆性后部脑病综合征（7月25日）。予脱水、降颅压、镇静、呼吸机辅助通气、抗感染、预防消化道溃疡等对症治疗，并予以中药（大黄15g，芒硝15g，枳实15g，厚朴15g，炙甘草15g，党参15g，当归15g，桔梗3g）灌肠促进胃肠恢复。

2020-7-25，一诊：患者镇静状态，气管插管，呼吸机辅助通气。发热，体温38.5℃。舌淡暗，脉弦滑。

临床思维：患者痫证骤发，脉弦滑，证属痰热内扰，肝风内动，治疗应清热化痰，镇肝息风。患者高龄，慢性疾患经年，加之手术时间长、创伤大，严重耗伤正气阴血，治疗应兼顾扶正。

大黄30g，红参30g，羚羊角粉1.2g，珍珠母60g，炒栀子15g，郁金30g，炙甘草6g，玄明粉10g（冲服）。2剂，水煎，空肠管泵入。每日分两次服安宫牛黄丸1丸。

参麦注射液100mL，q12h。

方药分析：大黄配伍栀子以清热，配伍玄明粉通便，以促进胃肠功能恢复，给邪气以出路。红参补元气扶正。珍珠母镇肝息风，郁金化痰定痫。安宫牛黄丸清热化痰，开窍醒神，可用于多种急性脑病，以促进脑组织恢复，对于癫痫抽搐也具有一定的疗效。参麦注射液由红参、麦冬二味药物制成，是重症临床常用的益气养阴固脱药物。

2020-7-27，二诊：已停用镇静药物，患者意识清楚，精神弱，可遵医嘱运动。经口插管呼吸机辅助通气，其余治疗大体同前。患者两日未再发作癫痫，肠鸣音弱，1次/分，尚未排便。舌淡暗，脉虚弦。

临床思维：患者癫痫未发，治疗已收效。危重症患者虚实转化迅速，患者目前舌淡脉虚，提示痰热实邪已衰，治疗应注重扶正，以促进患者术后恢复，早日拔管脱离呼吸机。

处方一：红参30g，大黄30g，炒白术60g，黑顺片15g，厚朴30g，桂枝15g，炙甘草10g，生黄芪90g。2剂，水煎，空肠管泵入，每日分次冲服安宫牛黄丸1丸。

处方二：大黄15g，芒硝15g，枳实15g，厚朴15g，木香6g，茯苓15g，赤芍30g，炙甘草10g。2剂，水煎，灌肠。

参麦注射液100mL，q12h。

方药分析：红参大补元气，配伍大量生黄芪，同时可以补充宗气，促进患者自主呼吸功能恢复，以实现早日脱离呼吸机。大量炒白术健运脾胃，附子温运脾胃，厚朴温中行气，桂枝通阳，在一派温运药物的基础上加用生大黄30g，以促进术后胃肠功能恢复。安宫牛黄丸清热化痰开窍，以清理余邪，促进脑病恢复。灌肠方以行气通便、促进胃肠恢复为主。

治疗结果：患者此后未再发作癫痫，7月28日患者意识清楚，无躁动，可通过点头摇头回答医生问题，生命体征平稳，充分评估后于上午9时拔除气管插管，改为文丘里面罩吸氧。拔除气管后患者呼吸、心率均平稳。继续前方治疗1天后转入普通病房进一步继续治疗，7月29日拔除胃管、尿管，至7月31日开始下床走路，康复锻炼。8月3日复查头MRI：与2020年7月25日片比较，双侧脑后部白质病变，较前明显减轻。

按语：本例患者围手术期发生了癫痫，用气管插管抢救治疗，最终结合头 MRI 表现考虑为 PRES。PRES 虽然多数可逆，但出现在高龄患者围手术期，仍然会严重阻碍患者的康复。中医对于本病的治疗报道尚少，但从本患者表现来看，属于中医学"痫证"范畴，病机以痰热扰动肝风为主，辨证使用中药促进了患者快速康复。中医学具有独特的理论体系和高超的辨证论治技术，对于"新发现"的疾病，往往也能通过四诊合参搜集症状体征，辨证分析，拟定方药，以治疗取效，这是中医临床医学的优势所在。

23. 益气摄血治疗原位肝癌二次肝移植术后腹腔渗血案

腹腔渗血是肝移植术后常见的并发症，除手术者本身的差异外，大多数手术难度大，创面大，术中经常会发现胆囊及肝十二指肠韧带周围有大量侧支血管，有的形成包绕胆囊的血管网，胆总管的滋养血管明显增粗迂曲，术前没有有效改善肝功能及减低门静脉压力，易造成术中出血或术后大量渗血。脾功能亢进和肝功能差也是术后腹腔渗血的常见原因。本案患者肝移植术后腹腔渗血不止，营养状态不佳，即使胃肠外营养，输注白蛋白仍不能使其维持良好的营养水平，渗血两周，予输血浆补充凝血因子、输注纤维蛋白原，巴曲亭治疗，再剖腹探查止血治疗后，出血仍未见改善。中医药辨证为阳气不足，予补中益气汤、附子理中汤、理阴煎合方，2剂后，渗血即止。

沈某，男，48岁，因"原位肝癌二次肝移植术后腹腔渗血2周"，于2014年10月23日收入某医院ICU病房。

病历摘要：患者患原位肝癌，第二次肝移植术后转入ICU监护治疗，予以补液、维持活化部分凝血活酶时间水平、预防性使用抗菌药物等治疗。患者住ICU期间，因感染、脓毒症等，行有创机械通气、持续床旁血液滤过、全胃肠外营养支持治疗。痰培养出耐药鲍曼不动杆菌，胸片检查示典型烟曲霉菌病灶，予以对症使用抗菌药物。ICU住院治疗期间，腹腔引流液持续呈血性，引流量每天超过 1000mL，血红蛋白及血小板持续下降，予输血治疗，每日输血浆及红细胞超过 800mL。后行开腹探查，结扎一处出血小动脉后渗血情况仍未改善。在给予输血浆补充凝血因子、输注纤维蛋白原、巴曲亭治疗后，出血仍未见改善。肝移植科医师令家属买来云南白药，经胃管注入，以期达到止血效果，用药后无效。如果出血不止，患者最终会因此而死亡，肝移植手术将告失败。

2014-11-6，一诊：患者面色苍黄，鼻唇周青紫，神情淡漠，可与医生简单交流，每日排稀便 800～1000mL。舌质淡紫，脉沉弱。患者气管切开，呼吸机辅助通气，持续床旁血液滤过，全胃肠外营养支持。

临床思维：阳气不足，则精神不振，故神情淡漠，似少阴病之"但欲寐"。面色苍黄主虚，鼻唇周青紫主寒。

予补中益气汤、附子理中汤、理阴煎合方。

生黄芪 120g，灵芝 30g，桂枝 6g，当归 15g，炒白术 30g，陈皮 10g，升麻 6g，柴胡 3g，制附片 30g，干姜 30g，炮姜 15g，仙鹤草 100g，熟地黄 60g。5 剂，每日 1 剂，分 2 次鼻饲。

治疗结果：2014 年 11 月 9 日患者共服药 2 剂，渗血已止，整体状态好转。肝移植科医师看完患者令停服中药。3 天后患者病情平稳，转回肝移植科。

按语：此患者之癥结在于渗血不止，营养状态不佳，即使用了全胃肠外营养支持、输注白蛋白，也不能使其维持良好的营养水平。此患者之转机在于停止渗血。渗血两周，所有该用的办法都用了。外科医生特地建议家属买来云南白药尝试，由此可见在临床医生遇到治疗难题时，但求其效，不会有中西医之分别。危重患者对于中医药之治疗需要是广泛存在的。此例患者我在帮老师写处方时，将补中益气汤之参按照习惯写为红参，老师令将红参改为灵芝和桂枝，并对我解释说："器官移植的患者，西医都忌讳用人参，认为其能增强免疫功能，与移植后的免疫抑制治疗相违背。其实把握适应证使用也没有那么严重。"中西医理念和用药差异明显，仍然需要更多的学术沟通交流，才能更好地临床协作。

24. 结肠癌术后腹腔感染脓毒症休克案

对于恶性肿瘤患者而言，感染不仅是常见的并发症，对疾病的恢复造成负面影响，更是导致死亡的常见原因，尤其是随着化疗的进行，患者免疫功能失调的情况下。因而在肿瘤患者的治疗中，早期经验性地使用抗生素是抗感染的重要措施，对于没有发热症状的中性粒细胞减少患者，使用广谱抗生素预防性地抗感染治疗能进一步降低发病率及死亡率，而对有发热症状的中性粒细胞减少患者应用抗生素治疗后仍不能退热，且没有阳性的细菌培养结果时，则应当考虑经验性应用抗真菌治疗来降低死亡率。

患者某，男，90岁，2021年4月18日因结肠恶性肿瘤住院切除，术后切口愈合良好，肠道菌群失调，出院回家调养。5月18日因"腹痛3天，加重伴腹泻1天"就诊，收入综合内科住院治疗，经治疗后患者病情持续加重，考虑存在"脓毒性休克"，于5月20日转入ICU治疗。

病历摘要：患者3天前进食面片汤后出现右上腹疼痛，继而出现恶心，呕吐1次，呕吐物为胃内容，不欲进食，1天前腹痛症状加重，伴腹泻，呈水样便，每日20余次，伴乏力、汗出。于急诊科就诊，体格检查：T 37℃，HR 128次/分，R 20次/分，SpO_2 99%，BP 92/68mmHg，神清，精神可，查体合作。右上腹压痛，无反跳痛，墨菲征阳性，麦氏点无压痛，肠鸣音正常。

CT检查提示右肺下叶炎症、双肺陈旧性病变、心包积液、肝脏多发囊肿。(实质见多发水样密度灶,较大者位于左叶,直径约7.3cm)、胆囊腺肌症、左上腹腔脂肪间隙浑浊(见局限性密度增高团片影,边界不清,考虑为炎性改变)、双侧肾上腺区占位(可见类圆形软组织密度肿块影,较大者位于左侧,CT值约24HU,大小约为3.3cm×2.8cm,边界欠清,考虑为转移瘤可能,建议增强CT检查)、结肠癌术后状态(局部可见高密度缝合线影,腹腔及腹膜后散在小淋巴结,较大者横径约9mm)。患者既往有升结肠恶性肿瘤、结肠切除术后、慢性肾衰竭3期等病史。入院诊断为腹部感染、肺炎、脓毒症、结肠癌术后等,予抗感染、补液、营养支持等治疗。5月20日转入ICU。

2021-5-20,一诊:T38.6℃,P33次/分,HR101次/分,BP 71/49mmHg嗜睡,呼之不应。无创呼吸机辅助通气,模式T,IPAP 14mmHg,EPAP4cmH$_2$O,F 14次/分,FiO$_2$ 40%。右下肺可闻及湿啰音。腹胀满,肠鸣音5~8次/分。予美罗培南(0.5g,q8h)抗感染治疗,去甲肾上腺素[0.35μg/(kg·min)]、间羟胺[3μg/(kg·min)]升压等治疗。舌淡暗,脉弱。

临床思维:患者腹满,泄泻,舌淡脉弱,证属元气虚衰,寒湿内盛,清阳不升,郁而化热。治疗应化寒湿,补元气,升清阳,清郁热。

予厚朴生姜半夏甘草人参汤合葛根芩连汤加减。

处方一:厚朴30g,生姜30g,清半夏15g,红参20g,炙甘草30g,葛根30g,黄连15g,黄芩25g。2剂。每日1剂,水煎温服,每次100mL,每6小时一次。

处方二:禹粮石60g。2剂。每日1剂,水煎温服,每次50mL,每6小时一次。

参麦注射液200mL,生脉注射液200mL,静脉滴注。

方药分析：厚朴生姜半夏甘草人参汤为治疗发汗后寒湿内盛腹满之方，患者腹胀满明显，故选此方化寒湿。同时使用单味禹余粮煎水服用，以收涩止泻。葛根芩连汤清热升阳止泻，用于治疗郁热。

2021-5-22，二诊：患者用药后腹泻次数减少，体温较前下降，仍有腹胀、腹痛。舌淡暗，脉弱。患者热邪渐清，予厚朴生姜半夏甘草人参汤加味。

处方一：厚朴 30g，生姜 30g，清半夏 15，红参 20g，炙甘草 30g，炒山药 60g，山茱萸 30g，炒白术 30g，黑顺片 15g。3 剂，每日 1 剂，水煎，分 2 次温服。

处方二：禹粮石 60g。3 剂，每日 1 剂，水煎温服，每 6 小时一次。

中药静脉制剂同前。

方药分析：热邪已清，故去掉葛根芩连汤，加入炒白术、附子、炒山药以温补脾肾阳气，加入山萸肉以酸敛固脱止泻。

2021-5-25，三诊：患者舌象由淡暗稍微转红润。

人参 90g，大黄 15g，厚朴 15g，黑顺片 30g，山茱萸 30g。3 剂，每日 1 剂，水煎，分 2 次温服。

2021-5-28，四诊：患者乏力，身冷，腹泻，时有腹痛，舌淡红，苔薄少，脉弱。辨证为气阴两虚证，治以大补气阴、健脾止泻为法。

人参 90g，大黄 30g，黑顺片 30g，鲜地黄 60g，山茱萸 30g，山药 30g，黄连 10g，黄芩 15g，葛根 30g，炙甘草 10g，厚朴 15g。3 剂，每日 1 剂，水煎，每 6 小时鼻饲一次。

治疗结果：患者经治疗后病情趋于稳定，6 月 1 日完全脱离无创呼吸机，6 月 4 日停用升压药物。

按语：本例患者高龄，术后继发感染，病情复杂，感染灶不明确。从病史和临床特点来看，患者为腹腔来源的重症感染，但具体为腹腔的何部位出现问题难以明确，为治疗带来了较大困难。刘清泉教授从中医角度分析病情，认为其以元气虚衰为本，郁热为标，治疗始终使用人参扶正固脱，热邪退却后即专注于扶正治疗。经治疗后患者元气恢复，舌象由最初的淡暗逐渐转为红润。5月27日患者首次实现液体的负平衡，升压药量减小，体温波动在37～37.3℃，脱离生命危险。由此可见，扶正治疗对于危重患者的重要性。

25. 全结肠、直肠切除术后休克多脏器衰竭案

本例患者多脏器功能衰竭，中药全程参与治疗，早期治疗重用红参，累计用量近5000g。恢复期重用生黄芪，累计用量1080g。累计使用制附片400g，生大黄500g，体现了本病治疗中重视阳气、重视瘀毒的思想。因时间久远，难以查阅原始资料，仅展示了保留的病历摘要和历次中药处方。

患者，女，62岁，主因"黏液脓血便反复发作17年，加重半年"于2006年9月4日入住我院肛肠科行手术治疗，术中出现休克，术后转入ICU，患者存在失血性休克、继发感染、多脏器衰竭，经中西医结合治疗后痊愈出院。

病历摘要：患者因"黏液脓血便反复发作17年，加重半年"于2006年9月4日以"溃疡性结肠炎"收入东直门医院肛肠科。入科症见午后低热（37.2～37.4℃），腹部坠痛，每日排便3～4次，黏液较多，血少，纳可。30年前患回盲部结核，经抗痨治疗痊愈；2型糖尿病史7年，饮食调节控制血糖。查体：T 36.8℃，HR 80次/分，R 18次/分，BP 130/80mmHg。神清，精神可，心肺无见异常，腹平软，无肠型及蠕动波，无压痛及反跳痛，肠鸣音8次/分，双下肢不肿。舌暗红，苔白厚，脉弦。9月19日于全麻下行全结肠、直肠切除术及结肠造口术，术中出现休克，当晚8点患者转入ICU。术中出

血约 2500mL，输血 1800mL。心电监护：HR 100 次 / 分，BP 78/42mmHg，CVP7cmH$_2$O，R 22 次 / 分。考虑血容量不足，予液体复苏，但效果欠佳，BP（90～60）/（30～50）mmHg，HR 80～100 次 / 分，SpO$_2$ 80%（氧流量10L/min）。至 20 日 5 时，意识障碍逐渐加重，双瞳孔对光反射消失，直径约 3mm，压眶反射消失，呼吸浅弱，四肢厥冷。20 日 7 时，HR 40 次 / 分，BP 53/32mmHg，SpO$_2$ 81%，室性异搏，深昏迷。血气分析：pH 6.764，SpO$_2$ 95.7%，PO$_2$ 162.9mmHg，PCO$_2$ 78.5mmHg（吸入氧浓度100%）。血常规检查：WBC 25.13×10^9/L，N 71.4%，Hgb 4.42g/L。予气管插管，呼吸机辅助呼吸，A/C 模式，容量控制，f 18 次 / 分，Vt 400mL，PEEP5cmH$_2$O，FiO$_2$ 100%。诊断为多器官功能障碍综合征、休克、ARDS、急性肾功能衰竭、DIC、急性肝衰竭、急性肠衰竭。予补液、输血、多巴胺联合多巴酚丁胺静脉泵入维持血压，戊乙奎醚改善微循环等抢救治疗。

患者各脏器功能情况：①神经系统：昏迷，GCS3 分，予头部低温、间断速尿脱水降颅压、醒脑静等药物促醒。②呼吸方面：ARDS，呼吸机辅助通气。③循环方面：升压药、强心药维持循环。④肾脏方面：患者 9 月 20 日开始出现少尿，尿素氮及肌酐逐渐升高，考虑低灌注引起急性肾功能不全，遂予床旁血滤治疗，自 9 月 21 日起至 10 月 16 号共进行 24 次血滤，尿量增加至 1500mL/d 而停用。⑤肝脏方面：患者 9 月 24 日出现黄疸持续加重，TBIL 183.9μmol/L，DBIL 138.4μmol/L，IBIL 45.5μmol/L，考虑为急性缺血导致的急性肝损伤。⑥凝血方面：患者出现 DIC，予输血、抗凝等治疗。⑦胃肠方面：西药相应治疗。⑧感染方面：患者出现腹腔及肺系的混合感染。

临床思维：中医对本患者的治疗坚持辨证用药。脱证是本患者主要诊断，在脱证的病程中先后并发了黄疸、关格、神昏、血证。治疗的核心是益气回阳，根据每一阶段的主要矛盾，辅以不同治法，如化湿退黄、活血化瘀、通络等。

2006-9-22，一诊：患者术后第二天，证属气虚阴伤欲脱，瘀毒内阻伤络，治宜益气养阴固脱，解毒化瘀通络。

红参30g，麦冬30g，五味子10g，制附片10g，三七块15g，生大黄30g，枳实15g，生甘草6g，茯苓30g。7剂，浓煎，鼻饲。

生脉注射液30mL/h，参附注射液30mL/h，静脉泵入。

2006-9-29，二诊：患者凝血功能紊乱突出，证属气虚阳脱，瘀毒伤络，治宜益气回阳固脱，解毒活血护络。

红参60g，制附片30g，生大黄15g，生白术30g，茯苓90g，三七块15g，生甘草6g，干姜15g。3剂，浓煎，鼻饲。

2006-10-6，三诊：患者黄疸突出，上方加退黄之品。

红参60g，制附片30g，生大黄15g，生白术30g，茯苓90g，三七块15g，生甘草6g，干姜15g，茵陈30g，大枣15g。2剂，浓煎，鼻饲。

2006-10-8，四诊：患者处于DIC纤溶期，证属气虚失统，血溢脉外。治宜益气活血止血。

红参120g，三七块30g，生甘草15g，仙鹤草30g，生黄芪30g，藕节炭30g，柏叶炭15g，荆芥炭10g，肉桂3g。4剂，浓煎，鼻饲。

2006-10-12，五诊：患者肠功能障碍突出，证属腑气不通，毒邪内蕴，治宜通腑泄浊，两方上下午交替服用。

处方一：川楝子15g，当归10g，白芍10g，生大黄10g，枳壳15g，厚朴15g，炒莱菔子15g，木香10g，银花30g。5剂，浓煎，鼻饲。

处方二：红参30g，麦冬30g，五味子10g，制附片30g，三七块 15g，茵陈 30g，白术 30g，白花蛇舌草 30g，生大黄 20g（后下），芒硝粉 6g（分冲），茯苓 30g，甘草 6g。5 剂，浓煎，鼻饲。

2006-10-17，六诊：川楝子 15g，当归 10g，白芍 10g，生大黄 10g，枳壳 15g，厚朴 15g，炒莱菔子 15g，木香 10g，银花 30g，茵陈 30g，炒山栀 10g。

2006-10-19，七诊：患者病情稳定，进入恢复期，治宜益气通腑，理气化湿。

生黄芪 60g，当归 15g，茯苓 30g，茵陈 30g，大枣 20g，生大黄 10g，三七块 10g，厚朴 30g。2 剂，浓煎，鼻饲。

2006-10-22，八诊：治宜益气助阳，通腑理气。

制附片 15g，生黄芪 60g，当归 15g，茯苓 30g，茵陈 30g，大枣 20g，生大黄 10g，三七块 10g，厚朴 30g。6 剂，浓煎，鼻饲。

2006-10-28，九诊：患者手术切口愈合困难，证属元气不足，瘀阻内停，治宜扶正固本，解毒化瘀。

生黄芪 120g，当归 15g，银花 15g，连翘 15g，党参 30g，炒白术 15g，茯苓 30g，炙甘草 6g，天花粉 15g，皂刺 15g，防风 10g，制附片 30g。3 剂，浓煎，鼻饲。

2006-10-31，十诊：治宜益气升阳，解毒化瘀。

生黄芪 120g，当归 15g，银花 30g，连翘 30g，茯苓 30g，生白术 15g，石菖蒲 15g，天花粉 15g，皂刺 15g，制附片 30g，柴胡 10g，升麻 6g。1 剂，水煎服。

2006-11-1，十一诊：患者证属气血两虚，湿热内阻，治宜扶正祛邪，清化湿热。

柴胡 15g，黄芩 15g，生晒参 15g，茵陈 15g，赤小豆 15g，连翘 15g，姜半夏 10g，黄连 9g，干姜 6g，枳实 10g，青蒿

15g，厚朴 9g，炒山栀 10g。9 剂，浓煎，鼻饲。

外用方：野菊花 30g，桔梗 15g，薄荷 10g，银花 30g，冰片 3g。水煎，雾化吸入。

2006-11-10，十二诊：患者证属营卫失调，肝气郁滞，治宜调和营卫，和解少阳。

柴胡 15g，黄芩 15g，生晒参 15g，清半夏 15g，干姜 10g，桂枝 10g，白芍 10g，青蒿 15g，厚朴 10g，炒山栀 6g，生姜 10g，生甘草 6g，大枣 10 枚。

治疗结果：经治疗后患者脏器功能完全康复，生活可以自理，此后间断就诊于刘清泉教授门诊。

按语：在本例患者治疗中，针对感染、损伤导致的炎症瀑布，采用了解毒活血法，运用"菌毒并治"中西医结合新理论，西医抗菌，中药抗炎解毒，常用药物血必净注射液、生大黄、三七等。我们的研究表明，中药的干预治疗对肿瘤坏死因子、IL-6 等有明显的抑制，可减轻炎症反应，减少其对组织器官的损伤。针对凝血功能紊乱瀑布，根据中医气血相关理论，"气为血之帅，血为气之母"，"气行血行，气滞血瘀"等，运用益气固脱摄血、活血化瘀通络法，常用药物生脉注射液、参附注射液、血必净注射液、红参、山萸肉、三七、制附片、大黄等。针对胃肠功能障碍，临床表现为腹胀、大便闭结或热解旁流，具阳明病痞、满、燥、实特点，中医给以通腑泄浊之法，选用承气汤主要药物生大黄等，合用活血化瘀药物效果更佳。中西医结合急腹症专家吴咸中院士多年的研究证明通腑法与活血法有协同增效作用。肺是感染性多器官功能障碍综合征的首发器官，也是多脏器功能障碍综合征的启动器官，常常引发 ARDS 启动多脏器功能障碍综合征。中医学早在两千年之前就认为"肺与大肠相表里"，我们采用肺肠同治之法，在以上治肠的同时加用降肺之法，其效明显，不仅治疗 ARDS，而且可以减少机械通气并发症等。中医治疗急危重症不能包打天下，西医也不能包打天下，关键是要早期介入治疗（无论中医、西医）。用中医的思维做临床方才能取佳效。

26. 益气温阳摄血治疗膀胱癌尿血不止案

膀胱癌是泌尿外科常见的肿瘤之一，发病率近年来呈升高趋势，西医治疗主要采用外科手术和膀胱内灌注化疗等。中医无膀胱癌的病名，中医学依据其症状将其归于"血尿""溺血""癃闭"等范畴。本案患者膀胱癌尿血不止，予中药补气温阳敛血治疗后尿血即止。

刘某，男，80岁，2008年因"膀胱癌"收入东直门医院ICU。

病历摘要：患者患有膀胱癌、脑梗死后遗症。在ICU住院期间，尿血不止，血凝块经常堵塞尿管，用冰盐水冲洗膀胱止血，每天要用几千毫升冰盐水，每日输血4～6单位支持治疗，仍入不敷出，血红蛋白最低至30g/L。

临床思维：患者高龄、久病，尿血不止，经用冰盐水持续冲洗仍不能止血，当责之元气不能固摄，治宜大补元气，温涩止血。

红参300g，仙鹤草120g，炮姜60g，三七块15g，炙甘草30g。7剂，每日1剂，水煎，分2次温服。

方药分析：方中红参大补元气，益气摄血，补元气才能摄血，才能活血；仙鹤草收敛止血；炮姜温中止血；三七养血活血止血；甘草调和诸药。

治疗结果：服药后膀胱冲洗液逐渐转淡，服药第五天时冲洗液已经变成非血性，服药第七天已经可以不再输血。

按语：本案为刘清泉教授在会诊肝移植渗血案时为我讲述的治疗医案。患者是中医名家，晚年为膀胱癌、脑梗死等病痛所折磨，老先生除了膀胱癌所致尿血，脑梗死卧床后的肺炎、呼吸衰竭、多脏器功能障碍也是难免的，这是其入住 ICU 的主要原因。但在围绕这些功能障碍的脏器进行治疗时，尿血成了一个新发的、突出的急性症状，这一症状只是纷繁复杂病情中的一个点。但这一点恰恰关乎了患者的生死。这个症状必须解决。中医学突出强调整体观念和辨证论治，将"治标"归为"头痛治头，脚痛医脚"，虽有"急则治其标"之说，而对于"治标"之法、治标之方、治标之药，很少提倡，这也是中医急诊重症医学发展缓慢的原因。在没有西医的时代，中医学承担所有医疗任务，止吐、止痛、止血、止咳、止泻等，这是医学不能回避的问题，无不需要使用中药，而且那时都有对症之散剂、丹剂。中医论血证自有专著，如《十药神书》专门论述止血的十首方剂，《理虚元鉴》论虚劳（此书主要是肺结核），也有止血次第方药。对于止血，历代医家有一个"专家共识"，即"有形之血不能速生，无形之气所当急固"，这句话的实际意义是：已经流出来的血，不能再收回去了，还没有流出来的血，一定不能再让它往外流了，赶快通过补气，把气稳住，气来摄血，则血就不再外出。这位患者经用大剂量补益元气、温涩止血药物之后，出血渐渐缓解，再现了益气摄血止血的独特疗效。

27. 大剂凉血解毒救治重症红皮病案

红皮病又称剥脱性皮炎，是一种严重的皮肤病。红皮病的致病因素大致可分为药物过敏、继发于其他皮肤病、继发于恶性肿瘤以及原因不明等四大类。其典型的临床表现为全身皮肤弥漫性潮红、浸润、肿胀、脱屑，皮损受累面积可达到整个皮肤的 90% 以上。但是红皮病不仅仅表现在皮肤、黏膜和皮肤附属器，淋巴结甚至内脏均有受累，因此本病死亡率较高。西医大多采用皮质类固醇激素及支持治疗，虽有一定的临床效果，但随之而来的副作用也不容忽视。我院 ICU 收治一例湿疹继发红皮病患者，经刘清泉教授予大剂量凉血解毒中药治疗，病情迅速改善。

患者胡某，男，23 岁。湿疹经年，现并发感染、红皮病，于北京中医医院皮肤科住院治疗，因病情危重转入 ICU。

病历摘要：患者于 2001 年起双小腿出现米粒大小红疹，瘙痒明显，抓破后渗水，后逐渐泛发至头面、躯干、四肢，口服及外用激素治疗后皮疹可消退，但停用激素后皮疹时有反复，后因皮疹反复发作于某医院行皮肤病理检查，"符合湿疹皮炎表现"，诊断为"湿疹"。此后患者于我院皮肤科口服中药汤剂及外用白凡士林、硅油乳霜、夫西地酸乳膏等治疗，皮损有所好转。2016 年 8 月 22 日因皮疹、瘙痒较前加重，以"湿疹"收入我院皮肤科。入院后第三天（即 8 月 25 日）患者出现发热，伴恶寒寒战，体温最高38℃，纳食欠佳，时有胸闷，心悸，乏力，四肢酸痛，予利复星抗感染治疗。入院第四日（8月26日）体温最高39.6℃，8月25日留取的血液样本培养提示革兰阳性球菌（经培养鉴定为金黄色葡萄球菌），将抗生素调整为万古霉素（1g，q12h）静脉滴注，抗感染治疗。入院第五日（8月27日）体温最高38.9℃，第六日体温最高40.2℃，予甲强龙（40mg，bid）静脉滴注抗炎。因患者发热不退，腹泻严重，肝脏功能及心肌受损，于入院第七日（8月29日）转入ICU治疗。入ICU查体：T 39℃，HR 120次/分，R 30次/分，BP 120/74mmHg。急性病面容，面色红而晦暗，头面、四肢、躯干弥漫大片暗红色斑片，融合成大片，皮损面积达体表面积95%，皮损肥厚浸润，散在细碎鳞屑，四肢伸侧皮损呈苔藓样变，周身散在抓痕、血痂，下腹部皮肤皲裂处可见脓液渗出，口周、掌跖及肘膝等关节处粗糙、皲裂。左侧腹股沟触及2个、右侧腹股沟及3个蚕豆大小肿大淋巴结，质中，活动度可。当日血液检查：白细胞 $1.81×10^9$/L，C反应蛋白 187.20mg/L，白蛋白 26.1g/L，前白蛋白 51.7mg/L，乳酸 3.8mmol/L。血培养检查示金黄色葡萄球菌（14小时报警）。诊断为红皮病、金黄色葡萄球菌菌血症、特应性皮炎（中重度）、皮肤感染、肝功能异常、低蛋白血症、低钠低氯血症、白细胞减少待查、肠道菌群失调。给予抗感染（针对血培养结果，使用万古霉素抗感染，共计18天，未联合使用其他抗菌药物）、补液、纠正电解质平衡、抗过敏止痒、营养支持等治疗，甲强龙 40mg，bid（后续随着病情控制逐渐减量）。每日转送患者至皮肤科进行药物洗浴。

2016-8-29，一诊：患者面色赤而晦暗，口唇红而干裂，近之可闻及体气臭秽。皮肤干裂处可见血痕，触之灼手。患者发热恶寒，体温最高39℃，需厚被温覆，周身皮肤痛痒难耐，以至烦躁不宁，夜不能寐。口干温饮，不饥不食，腹泻频频，每天约 7 次。舌红绛，苔薄少，脉滑数偏浮。

临床思维：此属中医溻皮疮重症，治疗辨清阴阳、表里、寒热至关重要。患者发热，恶寒，身痛，无明显汗出，需要厚衣被温覆，仅见口干喜温饮，无明显烦渴引饮，脉浮，腹泻，如果除却"红皮"症状，很难与"寒邪束表"鉴别。荆防败毒散，既解表邪，又能逆流挽舟以止泻，似乎很切合病机。但是首先要对于患者的整体状态有准确的判定，对于患者的疾病有一个完整的认识，在此基础上辨证施治，才能取得最佳疗效。患者面容晦暗，整体表现是脾肾阳气不足。而皮肤色红，味臭秽，舌红绛，局部表现为血热毒瘀于血分。因此该患者虚实兼夹，治疗上如何在补虚与泻实之间找到平衡点是关键。从寒热来看，患者周身皮肤红而干裂，裂处色红，皮肤触之灼手，从这些体征看应属热证；患者之身痛非寒邪外束之拘挛疼痛，乃皮肤皲裂之痛；患者之恶寒喜温覆，乃火热内郁之象，"诸禁鼓栗，如丧神守，皆属于火"所描述即此现象；烦渴引饮见于气分证，此热邪在营血分，故口渴反不明显，且补液支持治疗亦可掩盖口干症状；腹泻非因寒湿，乃火热下迫，正如《内经》病机十九条所说的"暴注下迫，皆属于热"。综合分析，患者刻下首先要解决的是"热毒炽盛，内入营血"。治疗应以清热解毒凉血，透邪外达为主。

予五神汤加味。

金银花 120g，茯苓 30g，怀牛膝 30g，车前草 30g，水牛角 90g，羚羊角面 3g（分冲），青蒿 90g，北柴胡 60g，苦地丁 30g，赤芍 90g，玳瑁粉 6g（分冲）。2 剂，每日 1 剂，水煎，分 2 次温服。

方药分析：五神汤（金银花、茯苓、怀牛膝、车前草、苦地丁）为刘清泉教授临证常用方剂，用于热邪炽盛所致之皮肤疮疡病证。玳瑁粉、水牛角、羚羊角粉为刘清泉教授常用之凉血解毒治疗皮肤病的配伍。其治疗一些范围较广、疼痛剧烈之带状疱疹，常在辨证处方中加入玳瑁粉、水牛角、羚羊角粉三味药物以增效。本次因玳瑁粉缺货，改予大青叶 30g。方中柴胡、青蒿旨在透邪外出。全方以清热凉血、解毒泻实为主。此方不可久用，刘清泉教授指出，约服 2 剂后患者舌体会变淡暗。

治疗结果：皮肤科医师查看患者后，认为发热未退，症状未减，感染仍控制不佳，皮肤菌群复杂，既然金葡菌可以入血，真菌亦可以入血，用万古霉素已 5 天仍发热，建议加伏立康唑覆盖真菌。但我们对于病情是否好转提出了不同的看法，患者服药两剂后，从检验指标来看 CRP 已呈下降趋势，从中医宏观症状体征方面来看，患者腹泻已止，食欲渐复，舌之绛色较前渐退，烦渴引饮亦是热邪由营转气表现。综合考虑，病情已现转机，建议暂不调整抗感染方案。最终达成一致意见，先不额外增加抗菌药物。

2016-8-31，二诊：患者服上方两剂后，腹泻止，已有饥饿感，口渴，烦躁，汗出不止，仍有发热，恶风寒，体温最高39.8℃，烦渴引饮，夜间仍因皮肤疼痛而难眠，时时委屈哭诉。舌体较前略变胖，舌体色红渐退，舌尖仍红。

临床思维：患者血分之热已有外透气分之势，故见口渴、烦躁明显。患者舌体较前变胖，舌色变淡，考虑气虚阳虚象逐渐显露，因热毒目前尚未清净，暂不急于温补，去掉透散之柴胡，减少透解之青蒿，稍加生黄芪以益气，更有取其托毒外出之功。加鲜生地、蒲公英以清热解毒。

金银花 120g，茯苓 30g，怀牛膝 30g，车前草 30g，水牛角 90g，羚羊角面 3g（分冲），青蒿 30g，生黄芪 60g，苦地丁

30g，赤芍 90g，大青叶 30g，鲜地黄 120g，蒲公英 60g。2 剂，水煎，一夜内服用完 2 剂，渴则饮之。

外用方：金银花 30g，藿香 10g，肉桂 10g，水煎，无菌纱布蘸取药汁，于痛甚处酌情外敷，干则易之，每小时更换一次。

方药分析：本病从皮外科护理经验来看，并不宜湿敷治疗，为何建议使用外用方？刘清泉教授解答：实为心理治疗。患者虽然病情较重，但神志清楚，生活自理，ICU 均为濒危插管病人，故患者出现目前的烦躁、哭诉，认为无人理会其病痛，精神症状突出，心神不宁则气血易动，于病情之康复极其不利，每小时更换纱布敷药，是在对患者进行人文关怀，从患者心理来讲会觉得时刻都在进行治疗，医护人员时刻在关注其病痛，每次贴敷两三处即可。在饮食护理方面，刘清泉教授指出："患者已知饥饿，可加用鸡蛋羹，主要取其滋味以悦脾养胃，其次才是补充营养。目前予患者肠内营养制剂口服，从理论来讲可行，从实际来讲其气味难以为脾胃接受，反受其累。"

治疗结果：患者热势仍盛，口渴明显，刘清泉教授之处方 2 剂一夜之内频频服用，口渴索饮即予中药口服。是夜患者安卧，未再烦躁如狂。当日 T 39.4℃（18：00），T 38.7℃（22：00），T 37.8℃（次日 6：00）。

2016-9-1，三诊：患者热已明显消退，舌红色减轻，原方生黄芪加至 90g，外用法同前。

金银花 120g，茯苓 30g，怀牛膝 30g，车前草 30g，水牛角 90g，羚羊角面 3g（分冲），青蒿 30g，生黄芪 90g，苦地丁 30g，赤芍 90g，大青叶 30g，鲜地黄 120g，蒲公英 60g。1 剂，水煎，分 2 次服。

外用方：金银花 30g，藿香 10g，肉桂 10g，水煎，无菌纱布蘸取药汁，于痛甚处酌情外敷，干则易之，每小时更换一次。

2016-9-2，四诊：患者今日体温降至正常范围，精神较前愉悦，体温最高37.3℃，仍有恶寒，汗出明显，皮肤红色较前减退，皮损处分泌物清稀。舌体淡胖，苔薄白，脉缓。

临床思维：患者热毒炽盛之势已消，故见红皮明显减退，体温下降。开始显露阳虚不足之象，故见汗出，恶寒，皮损分泌物清稀。舌脉均提示虚象为主。治宜补气养血，健脾化湿，兼清余邪，促进皮损恢复。

生黄芪100g，党参30g，炒白术15g，苍术15g，茯苓皮30g，制附片15g，麻黄10g，防风30g，金银花120g，当归15g，白芷15g，虎杖15g，鸡血藤30g，柴胡10g。2剂，每日1剂，水煎，分2次温服。

方药分析：处方以大剂量生黄芪补气生肌为主，配伍党参、炒白术、苍术以健脾，配伍当归、鸡血藤以养血。制附片、生麻黄、防风温散走表，促进所补之气血容养肌腠；茯苓皮、白芷走肌表而化湿；金银花、虎杖、柴胡清热解毒，透解余邪。此外遵北大医院皮肤科专家会诊建议，使用血浆及白蛋白，促进皮损恢复。此后共计使用血浆1800mL，人血白蛋白70g。

2016-9-4，五诊：患者体温正常，创面脓性分泌物较前有所减少，仍有畏寒，汗出，口渴。原方去制附片，减麻黄，加鲜生地、白鲜皮。

生黄芪100g，党参30g，炒白术15g，苍术15g，茯苓皮30g，麻黄6g，防风30g，金银花120g，当归15g，白芷15g，虎杖15g，鸡血藤30g，柴胡10g，鲜生地60g，白鲜皮30g。1剂，水煎，分2次温服。

方药分析：患者口渴且汗出，故酌减温散之附子、麻黄，加鲜生地滋阴清热，加入白鲜皮促进皮损恢复。

刘清泉教授查看患者后，尚对护理及康复治疗进行指导。

患者床位处阳光充足，易加重患者汗出，汗出后则加重恶寒，恶寒则又需求温覆，温覆又加剧出汗，如此则恶性循环。建议适当遮光，并将所盖被子逐渐减薄，以使皮肤逐渐适应正常气温。建议患者尽量活动肢体。康复是伴随疾病始终的，而非原发病控制后才进行康复。ICU 应融入康复理念，患者一旦出现因病卧床，则病情容易迁延不愈，从心理角度讲，卧床易使患者产生病情严重的心理影响。从中医生理角度讲，四肢健运则脾胃升降不息，气血周流，可促进康复。

2016-9-5，六诊：患者今日转入皮肤科继续治疗。患者皮肤由红变暗黑，汗出减少，纳食尚可，仍诉恶寒。舌淡，苔薄白，脉沉弱无力。治宜益气养血，散风除湿。

党参 60g，生黄芪 90g，当归 30g，赤芍 30g，肉桂 10g，茯苓皮 30g，苍术 15g，防风 15g，羌活 10g，荆芥 10g，白鲜皮 30g，金银花 90g，青蒿 15g，炙甘草 10g。3 剂，每日 1 剂，水煎，分 2 次温服。

皮肤科外治方案：高锰酸钾浸浴加强皮损清洁，淀粉浸浴止痒，派瑞松、夫西地酸 1：1 混匀外用，湿润烧伤膏外用，保护创面，促进表皮生长。

2016-9-8，七诊：患者脏腑功能较前有所改善，四肢、躯干弥漫大片暗红色斑片，躯干部散在岛屿状正常皮肤，肤色略暗，皮损面积达体表面积的 80%，手足末端皮损肥厚浸润，躯干、四肢糜烂面大部分愈合，未见脓性分泌物。舌淡暗，苔薄白，脉沉无力。守前法，加强益气温阳力度。

生黄芪 120g，生晒参 10g，党参 60g，制附片 30g，麻黄 6g，防风 30g，赤芍 30g，炒白术 30g，茯苓皮 30g，苍术 30g，白鲜皮 15g，金银花 60g，青蒿 15g，细辛 6g。4 剂，每日 1 剂，水煎，分 2 次温服。

方药分析：逐渐增加益气养血药物用量，以促进肌腠恢复，逐渐减少清热解毒药物用量。

2016-9-12，八诊：患者逐日改善，2016 年 9 月 9 日将静脉滴注甲强龙改为口服甲泼尼龙（早 24mg，下午 16mg）抗炎。患者皮损面积进一步缩小，达体表面积 70%，基本无糜烂，肤色略暗，舌淡红，苔薄白，脉沉无力。治当温阳益气，兼以调和营卫，清透余邪。

生黄芪 120g，生晒参 10g，肉桂 10g，炙甘草 10g，赤芍 10g，茯苓皮 30g，制附片 30g，连翘 60g，金银花 60g，赤小豆 90g，防风 15g，炒白术 15g，马齿苋 60g。每日 1 剂，水煎，分 2 次温服。

治疗结果：2016 年 9 月 13 日患者出院，西医治疗将静脉滴注万古抗感染改为口服可乐必妥（0.5g，qd）抗感染，口服激素方案不变。9 月 12 日处方 7 剂，出院带药。

按语：本例患者病情复杂，辨体、辨病、辨证分析条理清晰，从起初的大剂量清热凉血解毒药到最终的大剂量甘温益气药促进皮损修复，有序过渡，次序井然，而且疾病随着服药的变化均可提前预见，体现了深厚的中医临床功底。医疗之外的人文关怀，更是给我们留下了深刻的印象，如纱布湿敷缓解患者的精神焦虑、进食鸡蛋羹使胃气复苏、遮光减被缓解汗出身痛、早日下地增进患者康复信心，这些措施的施行明显加速了患者的康复。我们在起初当医生时可能都在努力储备医学知识、提升医疗技术，在快速的进步中忽视了医学人文的修养。这则医案，不只让我们学习到了医术，更让我们受到了医学人文关怀的熏陶。

附 升麻鳖甲汤治愈红皮病型银屑病案

银屑病是免疫介导的多基因遗传性皮肤病，多种环境因素如外伤、感染及药物均可诱导易感患者发病。根据银屑病的临床特征，其可分为寻常型、疱疹型、关节炎型及红皮病型。红皮病型银屑病西医药治疗主要是使用糖皮质激素及免疫抑制剂为主，但人们越来越关注长期使用这些药物的副作用，因此选择有效且副作用小的中医药治疗是近年来的热点之一，其部分病例临床表现及病机与《金匮要略》中的"阴阳毒"很相似。本案使用升麻鳖甲汤有效地治疗红皮病型银屑病。

刘某，女，14岁。因红皮病型银屑病就诊于刘清泉教授门诊。

2011-8-4，一诊：银屑病急性期，皮损区可见皮肤潮红，头皮尤甚。舌红，苔薄白，脉数。

临床思维：银屑病核心病机为血分燥热，外邪诱发，血分热毒炽盛，故发为红皮病，其症类似"阳毒"之病。《金匮要略·百合狐惑阴阳毒病脉证治》云："阳毒之为病，面赤斑斑如锦纹，咽喉痛，唾脓血，五日可治，七日不可治。"《金匮要略》之"阳毒"病为一种烈性传染病，此患者虽非传染病，但其血分热毒炽盛之病机一致，治疗应重在解毒、清热、凉血。

予以升麻鳖甲汤加减。

升麻 25g，鳖甲 10g，当归 15g，川椒 6g，雄黄 6g，炙甘草 10g。7 剂，每日 1 剂，水煎，分 2 次温服。

方药分析：张仲景升麻鳖甲汤所治"阳毒之为病"与现代红皮病型银屑病有很多相似之处，由条文所叙症状可知热毒内盛，迫及血分。升麻是清热解毒的要药，《药性赋》言升麻"解热毒而疮肿宜用"，故重用升麻25g以清热毒。热毒炽盛，易迫血妄行。配伍当归以活血行血，鳖甲性善搜剔，可以清理深伏于血分之邪气。蜀椒可以发汗透表，给邪气以出路。雄黄为解毒辟秽要药，可协同升麻解热毒。《本草分经》云：雄黄"辛，温，独入厥阴气分，搜肝气，散肝风，能化血为水，燥湿杀虫，解百毒"。《得配本草》亦云：雄黄"苦，温，有毒，入肝经阳分，得阳土之精，搜肝气，泻肝风，解百毒，治恶疮，去死肌，辟鬼邪，疗惊痫，除疟痢，消涎积，杀诸虫"。可见历代本草认为雄黄有解毒之功。《药性论》言蜀椒"畏雄黄"，故可知蜀椒、雄黄相配还可使雄黄的毒性降低。

2011-9-6，二诊：皮疹已基本消退，原方去雄黄再进。

升麻25g，鳖甲10g，当归15g，川椒6g，炙甘草10g。7剂，每日1剂，水煎，分2次温服。

方药分析：雄黄主要成分为硫化砷，常掺杂少量三氧化二砷，而三氧化二砷是砒霜的主要成分，久服会蓄积中毒，引起肝肾及中枢神经系统损害。本例患者服用7剂后病势顿挫，本着《内经》"大毒治病，十去其六"的用药原则，去掉解毒之力最强但副作用突出的雄黄，以确保用药安全。

治疗结果：患者经治疗后病情缓解，此后进入银屑病稳定期。2013年银屑病复发，再次就诊于刘清泉教授门诊。

2013-2-19，三诊：近期病情有复发迹象，头皮已见皮屑，舌嫩淡暗边红，脉沉弱。

升麻30g，鳖甲15g，当归15g，川椒6g，酒军3g，炒槟榔10g，生内金10g，生山楂30g。14剂，每日1剂，水煎，分2次温服。

方药分析：时隔两年后患者病情有复发迹象，再次寻求刘清泉教授治疗，仍予升麻鳖甲汤，因中药房无雄黄故未用。加入酒军、炒槟榔、生内金、生山楂旨在消食导滞。儿童易有食滞，郁而化热，则易诱发宿疾。

按语：关于升麻鳖甲汤的用法，《金匮要略》云："煮取一升，顿服之，老少再服，取汗。"一方可老幼通用，似乎为传染病而设。晚清时广州易巨荪、黎庇留曾用此方治鼠疫，活人甚众。升麻鳖甲汤原治疗阴阳毒，"阴阳毒"之病机在于"毒邪"从口鼻咽喉进入机体，毒邪蕴于咽喉，所以均可出现"咽喉痛"症状。如果邪气停聚，热盛而壅于上，故出现斑似锦纹；若邪气由咽喉要道直入里，出现气血凝滞不通，阳气无法到达头面、四肢，所以头面四肢失去阳气的温煦，出现面目青、周身疼痛等症状。《金匮要略》采用升麻鳖甲汤治疗"阴阳毒"，阳毒加用蜀椒之辛热之品，阴毒反而将其去除。刘清泉教授将此方灵活用于热毒炽盛之疾病，除此例红皮病型银屑病外，刘清泉教授还将此方用于艾滋病患者、血小板减少症患者。雄黄也是刘清泉教授治疗恶性肿瘤进展期、免疫性疾病时所习用，治疗肿瘤时与硫黄、大黄配伍作散剂服用，治疗免疫性疾病则用水煎服。

剧毒中药的使用应严格掌握其适应证，必要时可以按时行生化检查监测肝肾功能。刘清泉教授此处用雄黄，特色鲜明，每剂药使用6g，采取水煎法，单纯从剂量来看远超出雄黄的安全剂量，但是雄黄不溶于水，水煎煮似乎是安全的，仲景原书即为水煎。既然不能溶于水，大剂量水煎的意义何在？这个问题不只在雄黄，关于生石膏的用量也曾围绕此产生过很多争议，但至今的临床习惯，仍然不会以小量石膏粉冲服以替代大剂量石膏水煎。雄黄的毒性也会因复方配伍而减轻。如有研究表明单味雄黄水煎灌喂小鼠死亡率最高，升麻鳖甲汤复方煎剂给小鼠灌喂零死亡。

28. 养阴凉血解毒救治红皮型银屑病合并脓毒症案

红皮病型银屑病又名银屑病性剥脱性皮炎，是一种少见的银屑病类型，约占银屑病患者的1%，其性质顽固，愈后易复发，易继动风。临床可见身热，皮肤弥漫性潮红、肿胀，脱发各种并发症，治疗棘手。红皮病型银屑病的中医病机多为体内火热壅盛，阴血耗伤，蒸灼肌肤。血热是本病发生的根源，在此基础上加之外感和内伤等因素的激发，热毒泛滥于肌肤而形成红皮。后期营血亏耗，气阴两伤。日久邪热渐衰，营血耗伤，气血不足。

患者郭某，男，76岁，主因"身起红斑、丘疹伴脱屑26年，加重2个月，伴发热5天"于2019年1月3日入院，2019年1月7日由皮肤科转入ICU病房。

病历摘要：患者26年前无明显诱因周身散发红斑、丘疹，伴脱屑，就诊于多家医院，诊为"寻常型银屑病"，10余年前曾服用雷公藤多苷，此后未再服用免疫抑制剂治疗。2个月前无明显诱因皮疹加重，因搔抓右膝破溃肿胀，自行口服头孢克肟、头孢呋辛5天。1月2日患者出现高热，体温最高39.5℃，自行口服金莲清热颗粒、双花口服液及开瑞坦治疗，并就诊我院皮肤科，予润肤止痒、补液退热治疗，1月6日夜间突发意识丧失。血气分析：pH 6.935，PCO_2 72.2mmHg，PO_2 70.2mmHg，

HCO_3^- 12.3mmol/L，Base（Ecf）-17.0mmol/L。血生化检查：Na^+ 135mmol/L，Lac 11.3mmol/L，Anion Gap 18.1mmol/L，K^+（aP）3.7mmol/L。予无创呼吸机辅助通气（S/T 模式，IPAP14cmH_2O，EPAP4cmH_2O，f 14 次 / 分，FiO_2 45%），经治疗后患者意识转清，1月7日8时复查血气分析：pH 7.413，PCO_2 43.8mmHg，PO_2 97.5mmHg，HCO_3^- 27.9mmol/L，Base（Ecf）3.3mmol/L。血生化检查：Na^+ 138mmol/L，Lac 2.1mmol/L，Anion Gap 9.9mmol/L，K^+ 3.7mmol/L。为求进一步治疗转入 ICU。查体：T 38℃，HR 84 次 / 分，BP 121/71mmHg，SpO_2 100%。意识清楚，双肺呼吸音粗，可闻及广泛痰鸣音及干鸣音，无明显湿啰音，心律 84 次 / 分，律齐，各瓣膜听诊区未闻及病理性杂音。右眼球结膜充血，头面、躯干、四肢弥漫大片红色水肿斑片，上覆大量片状黄白色鳞屑，皮疹面积超过全身体表面积 90% 以上，未见束状发及顶针样甲，周身散在抓痕。诊断为脓毒症、Ⅱ型呼吸衰竭、呼吸性酸中毒、代谢性酸中毒、心肌损伤、流感、低钾血症、红皮病型银屑病、关节型银屑病。予无创呼吸机辅助通气（S/T 模式，IPAP14cmH_2O，EPAP4cmH_2O，f 12 次 / 分，FiO_2 45%），磷酸奥司他韦（75mg，bid）抗病毒治疗，美罗培南（1g，ivgtt，q8h）联合去甲万古霉素（0.8g，q12h）抗感染，氨溴索（30mg，ivgtt，tid）化痰，异丙托溴铵（2mL，tid）雾化吸入，解痉平喘。

2019-1-7，一诊：患者头面、躯干、四肢弥漫大片红色水肿斑片，发热，咳嗽，咳痰，喘促憋气，口渴，舌红绛，苔薄黄而干，脉滑数有力。

临床思维：本例患者银屑病病史 20 余年，"血燥"为其内因。北京中医医院皮外科大家赵炳南先生经大量的临床实践，将银屑病之核心病机归纳为"血热""血燥"。银屑病新发者多为"血热"，表现为皮疹发生发展迅速，泛发潮红，新生皮疹不断出现，鳞屑较多，表层易于剥离，底层附着较紧，剥离后有筛状出血点。银屑病病程日久者多为"血燥"，表现为皮疹呈硬币状或大片融合，有明显浸润。患者以久病"血燥"之体，感受风热毒邪（患者2个月前之症状加重，本次住院之罹患流感，均为外邪），风热毒邪与"血燥"相合，燥热成毒。热毒蒸灼皮肤，故出现全身潮红、形寒身热、肌肤燥竭；热毒内窜脏腑，故见神昏骤发、多脏受损。治宜养阴润燥，凉血解毒，透邪外出。

仿清营汤、犀角地黄汤之义。

北沙参 120g，金银花 30g，忍冬藤 120g，玄参 60g，茵陈 15g，生地黄 90g，羚羊角面 1.2g，丹皮 15g，赤芍 60g，生甘草 10g。3 剂，每日 1 剂，水煎，分 2 次温服。

方药分析：大剂量北沙参养阴润燥，为君，《神农本草经》云："沙参味苦，微寒。主治血积，惊气，除寒热，补中，益肺气。"北沙参尚能改善患者咳嗽、咳痰、喘促的肺系症状。肺主皮毛，治肺也会促进皮肤症状改善。《本草备要》言北沙参能"去皮肤游风，疥癣恶疮"。重用金银花以清热解毒，透邪外出。因金银花价格昂贵，刘清泉教授只使用 30g 金银花，其余用忍冬藤替代。忍冬藤为金银花之藤，《本草纲目》云："忍冬，茎叶同花，功用皆同，昔人称其治风除胀、解痢逐尸的要药，而后世不复知用，后世称其消肿散毒治疮为要药。"《景岳全书》云：金银花"味甘，气平，其性微寒，善于化毒，故治痈疽肿毒疥癣，杨梅风湿诸毒，诚为要药"。玄参、生地黄养阴凉血解毒；羚羊角面、丹皮、赤芍清营凉血。羚羊角为替代犀角。临床一般采用水牛角替代犀角，但其清营之力远不及，刘清泉教授多使用玳瑁粉替代，因玳瑁粉断供，故予羚羊角粉替代。少佐茵陈,可化湿导邪热自小便出。典型的热入营血,表现为舌绛少苔或无苔,患者有薄黄苔,提示夹有湿邪,故用茵陈。

治疗结果:服用上方后,1月8日患者体温降至36.8℃,患者精神较前好转,皮肤红斑较前减轻,二氧化碳分压较前下降,将呼吸机模式调整(IPAP12cmH$_2$O,EPAP4cmH$_2$O,f 12 次/分,FiO$_2$ 35%)。1月9日血气分析:pH 7.44,PCO$_2$ 42.2mmHg,PO$_2$ 114mmHg,Lac 0.8mmol/L,SO$_2$ 98.6%,HCO$_3^-$ 27.9mmol/L。Na$^+$ 146mmol/L,K$^+$ 3.43mmol/L,Ca^{2+} 1.14mmol/L。患者间断脱机,每次可脱机约30分钟,脱机期间无明显喘憋气促。1月10日血气分析:pH 7.45,PCO$_2$ 43.6mmHg,PO$_2$ 94mmHg,Lac 0.7mmol/L,SO$_2$ 97.6%,HCO$_3^-$ 30.1mmol/L。Na$^+$ 146mmol/L,K$^+$ 3.33mmol/L,Ca^{2+} 1.12mmol/L。完全脱离无创呼吸机,改为鼻导管吸氧,氧流量 5L/min。

2019-1-10,二诊:患者体温恢复正常,皮色稍转淡,时有咳嗽咳痰,舌质嫩,舌色红绛。

临床思维:服药3天后,风热毒邪已解,故见热退,咳喘缓解;血燥之象亦见好转,故见红皮转淡,舌象已由干敛变为嫩红。治疗应清血分余邪,促进皮损修复。

南沙参100g,北沙参100g,白鲜皮30g,茯苓皮30g,生薏苡仁30g,紫草60g,丹皮15g,生地黄60g,马齿苋30g,生甘草9g。5剂,每日1剂,水煎,分2次温服。

方药分析:南北沙参同用,为增加益气养阴扶正之功效;白鲜皮、茯苓皮、生薏苡仁化湿清热以促进皮损恢复;紫草、丹皮、生地黄、马齿苋清热凉血解毒。

2019-1-16,三诊:患者诸症向好,皮肤潮红已全退,无喘促,可以自主进食,拟择期转回皮肤科继续治疗。

南沙参100g,北沙参100g,白鲜皮30g,茯苓皮30g,生薏苡仁30g，紫草60g，丹皮15g，生地黄60g，马齿苋30g，生甘草9g，石斛30g，玄参15g。3剂，每日1剂，水煎，分2次服用。

按语：近几年，我们ICU共收治过3例红皮病，以第一例治疗病程最久、最曲折，后来两例均在导师刘清泉教授诊治下快速治愈，这两则会诊医案均收入了本书，即第26案和本案。红皮病是自身免疫紊乱导致的，这例患者的治疗难度非常大，原因在于合并了感染，既有甲型流感病毒感染，又有细菌感染。单纯的西医治疗，很难解决抗感染与抑制免疫紊乱之间的矛盾，但从中医角度来看，二者是一件事，是外邪诱发了伏邪，治疗并不矛盾，治疗的关键点是透解外邪、清理伏邪，不使二者内外交织混杂，即可实现快速治愈。

29. 清热解毒治疗糖尿病足坏疽脓毒症案

外科疾病导致的脓毒症，类似于中医外科所说的疔疮走黄，原因是火毒炽盛。早期失治，毒势未能及时控制，走黄入营，内攻脏腑，而引起全身性危急疾病。多表现为原发病灶处忽然疮顶陷黑无脓，肿势软漫，迅速向周围扩散，边界不清，失去护场，皮色转为黯红。全身有寒战、高热（多数在39℃以上）、头痛、烦躁、胸闷、四肢酸软无力等症状。本案为由糖尿病足溃疡走黄引起的脓毒症，通过通腑、凉血、清热、解毒、托疮治疗病情得以逆转。

患者李某，女，43岁，因"间断双下肢水肿伴喘憋2年，加重伴发热、意识障碍1天"由急诊科以"慢性肾衰竭合并心力衰竭"于2018年12月18日11：39收入住院。

病历摘要：患者2016年因双下肢轻度水肿、泡沫尿，就诊于航空总医院，查尿蛋白阳性（具体数值不详），Cr 166μmol/L，BP 220/180mmHg，诊断为慢性肾衰竭（CKD3期）、糖尿病肾病、高血压3级（很高危），住院治疗好转后出院（具体治疗不详）。出院后曾于某医院口服中药汤药治疗（具体药物不详）1个月。2018年2月，患者出现双下肢加重，伴喘憋，夜间不能平卧，影响日常活动，症状逐渐加重，3月就诊于航空总医院，在CCU住院抢救，当时查尿：Pro（++），BLD（+），UTP 3.89g/24h。血液检查：Hgb 104.4g/L，Cr 366.8μmol/L，BUN 10.61mmol/L，

ALB 22.9g/L。诊断为冠状动脉粥样硬化性心脏病、急性左心衰、慢性肾衰竭（CKD5 期）、肾性贫血、代谢性酸中毒，经治疗患者喘憋症状较前好转。后于我院肾病科住院，查尿常规 Pro（+++），BLD（+）。24hUTP 2.35g/760mL。血液检查：Hgb 103g/L，Cr 398.1μmol/L，ALB 32g/L。予慢性肾脏病一体化治疗后好转出院。以后门诊规律口服中药治疗，监测 Cr 波动在 311～600.7μmol/L。11月出现双下肢水肿加重，在我院肾病科住院，查 Cr 453.3μmol/L，BUN 24.96mmol/L，UA 284μmol/L，经治疗后好转出院。1天前家属发现患者出现嗜睡，呼之可应，遂由急救车送至我院急诊科，因病情危重收入 ICU。现症见：T 39℃，左足有脓疡，破溃，高热，嗜睡，躁扰不宁，双下肢水肿，四肢畏寒，无头晕头痛，无咳嗽咳痰，无反酸烧心，禁食，尿中有泡沫，夜尿 2～3 次，大便干。血常规检查：WBC 28.11×10⁹/L，N 92.6%。CRP 184.82mg/L。肾功能检查：UREA 37.94mmol/L，Cr 978.9μmol/L，UA 417.6μmol/L。血凝检查：PT 12.6s，FIB 6.04g/L，INR 1.120R，APTT 29.1s。D–D 0.52mg/L，FDP 5.5mg/L，BNP 604ng/L，Mb 180.70ng/mL。诊断为脓毒症、糖尿病足溃疡、周围血管病、菌血症（肺部感染？泌尿系感染？）、慢性肾衰竭、心力衰竭［心功能Ⅳ级（NYHA 分级）］、代谢性酸中毒、肾性贫血、冠状动脉粥样硬化性心脏病、高血压 3 级、2 型糖尿病、高脂血症、高尿酸血症、低蛋白血症。西医予抗感染及疮口换药、CRRT 等治疗。

2018–12–18，一诊：患者左足有脓疡，破溃，高热（T39℃），神识昏愦，躁扰，口干喜凉饮，双下肢水肿，四肢畏寒，大便干，舌红，苔白厚腻，脉沉。

临床思维：患者久患消渴，继而左足肿疡，热毒炽盛，内陷营血，邪闭心包，故见高热神昏。治疗当务之急在于清热解毒，给邪气以出路。患者大便干结，腑气不通，当以清热解毒结合通腑治疗。

仿四妙勇安汤、五神汤方义。

金银花30g，忍冬藤200g，玄参90g，车前草30g，大黄60g（后下），生甘草15g，马齿苋90g，苦地丁60g，生栀子15g，芒硝30g，荆芥穗15g。3剂，每日1剂，水煎，分2次温服。

方药分析：四妙勇安汤为治疗坏疽病热毒闭阻血脉之专方。患者为糖尿病足继发感染，病本在于热邪闭阻血脉，故选用四妙勇安汤。五神汤出自清代陈士铎《洞天奥旨》，由茯苓、牛膝、车前子、紫花地丁、金银花五味药组成，具有清热解毒、分利湿热的功效。此方为刘清泉教授临证常用方，用其治疗下肢热毒之患如肿疡、带状疱疹等。患者肿疡生于足部，故选用五神汤。方中大剂量金银花（金银花昂贵，故予大量忍冬藤替代）、玄参、车前草、马齿苋、苦地丁、生栀子、生甘草清热解毒，通利血脉，重用生大黄60g（后下）以凉血解毒，配合芒硝以通便，给邪气以出路。荆芥穗是外科常用的疏风散疮药，此处是给邪气以出路，透邪从外而达。

2018-12-20，二诊：服上药后，患者日泻十余次，热势稍退，T 38.6℃。刘清泉教授指示，患者腑气已通，酌减芒硝用量；腑气通后，热毒之邪有出路，即应加入大量黄芪以托之；可加用连翘60g以替代金银花解毒消疮。

连翘60g，忍冬藤200g，玄参90g，车前草30g，大黄60g，生甘草15g，马齿苋90g，苦地丁60g，生栀子15g，芒硝10g，荆芥穗15g，生黄芪90g。1剂，水煎，分2次温服。

方药分析：黄芪为外科常用之品，《神农本草经》云："味甘，微温。主痈疽，久败创，排脓，止痛，大风癞疾，五痔，鼠瘘，补虚，小儿百病。"具有较强的疗痈疽和排脓功效。《神农本草经》谓连翘"主寒热，鼠瘘，瘰疬，痈肿恶疮，瘿瘤，结热"。《日华子本草》谓连翘"通小肠，排脓，治疮疖"。本例患者的治疗，最能体现刘清泉教授学术思想的是使用黄芪的"时机"。消、托、补三法是中医外科常用之法，托法用于肿疡已溃之后。刘清泉教授灵活地应用托法，其认为使用托法的时机是"邪气有了出路"，患者大便畅行亦是邪有出路的表现，亦可使用托法，早用托法可以缩短病程。

2018-12-21，三诊：上药服后，患者体温续降，T 37.8℃，神志已清醒，大便日五六次。仍守原方去芒硝、减大黄用量。

连翘60g，忍冬藤200g，玄参90g，车前草30g，大黄30g，生甘草30g，马齿苋90g，苦地丁60g，生栀子15g，荆芥穗15g，生黄芪90g。3剂，每日1剂，水煎，分2次温服。

2018-12-24，四诊：患者食欲恢复正常，左足疮疡较前缩小，触之较前变软，神志清楚，对答尚可。自述受凉后出现咽痛，多虚汗，汗出恶风。

连翘60g，忍冬藤120g，车前草30g，大黄20g，生甘草30g，马齿苋90g，苦地丁60g，荆芥穗15g，生黄芪150g，牛蒡子30g，炒白术30g，苍术30g，防风30g，赤芍30g。1剂，水煎，分2次温服。

方药分析：患者热毒已衰，增加健脾补气药物用量，生黄芪加至150g，配伍炒白术、苍术以增效。《神农本草经》云："苍术，味苦，温。主风寒湿痹死肌，痉疸，止汗，除热消食。"牛蒡子既可以利咽止痛，又有消痈排脓之效。《药性通考》云："牛蒡子味辛，气平无毒。润肺，解热，散结，除风，利咽膈，理痰嗽，消斑疹，利二便，行十二经，散诸肿疮疡之毒，利腰膝凝滞之气。"防风协同荆芥穗透邪，赤芍凉血祛瘀。

2018-12-25,五诊:患者左足疮疡较前明显缩小,局部脓液形成。继予前方加减,同时请疮疡外科予以切开引流。

连翘30g,忍冬藤60g,鱼腥草30g,生甘草30g,苦地丁30g,荆芥穗15g,生黄芪150g,牛蒡子30g,炒白术30g,苍术30g,防风30g,赤芍30g,蒲公英30g,玄参30g。3剂,每日1剂,水煎,分2次温服。

治疗结果:经上方治疗后,创面继续缩小,脓液排出,诸症好转,患者要求出院,门诊治疗。

按语:本患者为糖尿病足合并溃疡诱发高热、神昏,类似于中医外科中的"疗疮走黄",经过7天的中西医综合治疗,患者最终转危为安。治疗过程先后运用了五神汤、大承气汤、黄芪赤风汤等方加减,前期以清热解毒、通腑泄热为主,同时运用凉血散血之品,给邪以出路,后期重视元气、胃气的顾护,促进了热毒的清除和局部病灶的局限成脓,为及早切开引流准备了条件,最终切开排脓,获得了满意的疗效。

30. 托补法治疗肝脓肿案

　　肝脓肿是指细菌感染肝实质，随后由炎性细胞浸润并形成脓液，常与肝胆管疾病、腹腔感染、恶性肿瘤有关，多表现为发热、寒战、肝区疼痛等症状。中医多认为肝脓肿属于"肝痈"范畴，多因感受外邪，过食膏粱厚味，或因情志抑郁，温热疫毒，他病再传，失治误治，导致经络阻遏，毒邪壅滞于肝脏而致。本案患者为胆管癌化疗后继发的肝脓肿合并脓毒症，西医治疗效果不佳，予阳和汤口服联合复方化毒膏外敷，经温阳补血、散寒通滞、拔毒外出治疗后，诸症明显好转，不仅使局部的脓液透出，而且连化疗导致的耳神经损害也有了明显好转。

　　患者李某，男，71 岁，因"胆管癌 10 月余，间断发热 3 周"由急诊科以"脓毒症"于 2019 年 6 月 4 日收入我科。

　　病历摘要：2018 年 6 月 28 日患者因黄疸就诊于友谊医院，腹部 CT 检查示胆总管病变伴上游胆系扩张，考虑胆管癌可能，2018 年 7 月 19 日于友谊医院行胆管癌手术，术后病理报告为胆管腺癌（报告单未见）。术后 2019 年 1 月 4 日至 2019 年 3 月 30 日行化疗 3 个周期，因骨髓抑制第 4 周期暂停化疗药。2019 年 5 月 6 日复查腹部 CT 示肝内转移瘤较前增多、增大，考虑肿瘤进展，2019 年 5 月 8 日更换化疗方案，以白蛋白紫杉醇及维康达治疗，因骨髓抑制未行第 8 天化疗。住院期间患者发热，考虑为肺炎导致，予拉氧头孢抗感染及输血治疗。患者仍有间断发热，咳嗽咳痰，转至宣武医院，予头孢类药物静脉滴注抗感染治疗。仍有间断发热，咳嗽咳痰，2019年5月30日至2019年6月4日在我院肿瘤科治疗。为求进一步中西医结合治疗收入我科。查体：T 37.2℃，BP 108/68mmHg。神志清楚。腹部正中可见一长约20cm的陈旧手术疤痕，右侧胸胁部可见一直径约10cm暗红色包块，压痛（-），触之质硬，中心破溃，有暗黄色稠厚脓性分泌物，右腹部轻压痛。2019年5月31日上腹部CT检查：①肝内胆管癌术后改变，肝周包裹性积液，肝内多发低密度影及结节灶，建议增强检查除外转移瘤。②肝门区多发软组织结节影，肿大淋巴结？诊断为脓毒症、肝脓肿、胆管腺癌Ⅳ期、腹腔淋巴结转移等，入院后予抗感染、营养支持等治疗。

2019-6-4，一诊：右胁肋胀痛，可见一直径约10cm暗红色包块，压痛（-），触之质硬，中心破溃，有暗黄色稠厚脓性分泌物，时有发热，无寒战，无咳嗽咳痰，无恶心呕吐，无头晕头痛，无心慌胸闷，听力下降，需用笔书写辅助交流，口干口渴，纳可，眠欠安，小便少，大便干，两日未行，舌淡暗少苔，脉沉细，少神。

临床思维：患者证属"肝痈"。未见持续发热、恶寒等热毒炽盛症状，舌淡少苔，脉细，均为虚象，治疗宜以益气托脓为主，予香贝养荣汤加味，补益气血，解毒散结。

生黄芪60g，当归30g，党参20g，生白术30g，茯苓15g，炙甘草10g，熟地黄15g，醋香附15g，白芍15g，浙贝母15g，白芷15g，石斛20g，桔梗15g，防风10g。每日两剂，水煎温服。

方药分析：方中人参、白术、茯苓、甘草为四君子汤，加黄芪，增强补气功效；熟地黄、当归、白芍为四物汤减味，以之养血，气血两补，匡扶正气；辅以桔梗、贝母化痰凝，散积滞。此方所主之证，为气血瘀积于肝经，故佐以香附行厥阴之气，通调三焦，除滞消肿。加白芷增加排脓托疮的功效。《雷公炮制药性解》言白芷"主排脓托疮，生肌长肉，通经利窍"。加石斛益气强阴，同时也可长肌肉。《神农本草经集注》云石斛"补五脏虚劳羸瘦，强阴，益精，补内绝不足，平胃气，长肌肉，逐皮肤邪热痱气，脚膝疼冷痹弱"。患者表证未解，加防风固表。

2019-6-5，二诊：患者现无发热，口干明显，右胁肋包块中心破溃，有暗黄色稠厚脓性分泌物，包块硬度较前略有变软，纳可，眠欠安，小便少，大便干，舌淡暗少苔，脉沉细。患者服药有效，守方加减。

生黄芪 60g，当归 30g，人参 10g，生白术 30g，茯苓 15g，炙甘草 10g，熟地黄 60g，醋香附 15g，白芍 30g，浙贝母 15g，白芷 15g，石斛 30g，桔梗 15g。每日两剂，水煎温服。

方药分析：患者右胁肋包块硬度较前略有变软，继予香贝养荣汤加减，患者口干明显，大便干，舌淡暗少苔，脉沉细，考虑津血不足，将上方党参易为人参。《神农本草经集注》云人参"调中，止消渴，通血脉，破坚积，令人不忘"，取其"止消渴"之功，同时增强了益气的作用。加大熟地黄、白芍、石斛剂量，以增强滋阴功效。

2019-6-6，三诊：患者服用上方后包块较前明显变软，触之出现波动感，可挤出脓液。用阳和汤加大剂量生黄芪、金银花托毒外出。

生黄芪 150g，金银花 120g，肉桂 10g，麻黄 5g，炒芥子 10g，生甘草 10g，熟地黄 60g，鹿角胶 12g，当归 20g，姜炭 10g。14 剂，每日 1 剂，水煎，分 2 次温服。

复方化毒膏，在右侧胸胁部外敷，每日 1 次。

方药分析：阳和汤出自《外科全生集》，本方用治鹤膝风、贴骨疽及一切阴疽，犹如阳光一照，寒凝悉解，故有阳和之名。方中重用熟地黄，温补营血；鹿角胶乃血肉有情之品，养血助阳，益精填髓，强壮筋骨；肉桂、炮姜温经通脉，破阴和阳；甘草生用，解毒而和诸药；麻黄、白芥子通阳散滞，以消痰结。加金银花可以解毒活血化瘀。本方补而不腻，温而不燥，开补结合，具温阳补血、散寒通滞之功效。复方化毒膏是北京中医医院院内制剂，是由赵炳南老中医所创，主要有生大黄、雄黄、乳香、没药、血竭、甘草油组成，具有清热活血敛疮、拔毒外出的功效。本案阳和汤联合复方化毒膏，内外兼治，提高疗效。

治疗结果：用上方1周后，局部脓肿明显消退，患者听力较前明显好转，已不需用笔书写辅助，可正常交流，继续守方再进。后复查CT较前明显吸收，肝内脓肿消退至肝周，皮下脓液已全部吸收，局部仍有破溃的脓腔，予穿刺引流后，好转出院。

按语：本例患者的治疗从使用"补托"之法来看，香贝养荣汤与阳和汤思路是一致的，但二者实有层次之区别。养荣汤只在于气血的层面，而阳和汤在于阳气和精血的层面。使用香贝养荣汤已经得效，但改予阳和汤加大剂量生黄芪、金银花后，疗效更为迅速。意外的疗效是患者因为化疗损伤耳神经导致听力严重受损，经1周阳和汤加大量黄芪、银花治疗后，听力明显改善。

附　薪火传承救治危重症案例

1. 主动脉 A 型夹层合并急性脑梗死治验案

主动脉夹层是一种严重威胁人类生命健康的危重症，其是由各种原因导致的主动脉内膜、中膜撕裂，主动脉内膜与中膜分离，血液流入，致使主动脉腔被分隔为真腔和假腔。典型的主动脉夹层可见到位于真、假腔之间的分隔或内膜片，真、假腔可以相通或不通，血液可以在真、假腔之间流动或形成血栓。De Bakey 分型和 Stanford 分型是目前国际上最广泛使用的两种分型方法，前者依据原发破口位置及夹层累及范围分为 I、II、III 型，后者依据夹层累及范围分为 A、B 型。其流行病学研究资料较少，据估计，欧美国家主动脉夹层年发病率为（2.6～6.0）/100000，未经手术治疗的 Stanford A 型主动脉夹层发病 24 小时内病死率每小时增加 1%～2%，发病 1 周病死率超过 70%。所有患者均应收住 ICU。即使度过急性期仍存在主动脉破裂、脏器衰竭等死亡风险。因患者起病多以剧烈胸痛为主，可归属于卒心痛、胸痹证，其病机多为内热壅盛，可兼夹湿、瘀、燥、痰等，临床需辨证论治。

患者姚某，男，62 岁，主因"左侧后背撕裂样疼痛伴左侧肢体活动不利 2 日"于 2019 年 3 月 5 日由急诊科收入某医院 ICU。

病历摘要：患者 2019 年 3 月 3 日晚 21 点洗脚过程中突发

左侧后背撕裂样疼痛，有濒死感，大汗出，呕吐1次，为血性内容物，自觉左侧下肢活动不利，由急救车送至某区医院，行胸部增强CT示主动脉夹层A2C型，随即转至安贞医院进一步就诊，考虑主动夹层、急性脑梗死，予静脉滴注依达拉奉及长春西汀改善脑缺血，泵入硝普钠降压，泵入艾司洛尔控制心率，因急性脑梗死不能手术，转入某中医院ICU继续治疗。入ICU后患者诉左侧胸部隐痛，头晕，头胀痛，低热，左侧肢体活动不利，小便不利，大便3日未解。体格检查：T 37.8℃，HR 113次/分，R 17次/分，BP 130/57mmHg。右颈动脉可闻及收缩期隆隆样杂音。肺部听诊呼吸音粗；心律齐，主动脉瓣区可及收缩期隆隆样杂音；腹软，查体未见阳性体征。神经系统查体：神志清楚，言语清晰，右侧上下肢肌力5级，左侧上肢肌力4级，左侧下肢肌力3级，肌张力正常，生理反射存在，双侧Babinski征（－）。舌质黯红，苔腻，脉弦滑数。诊断为主动脉夹层A型、脑梗死、低钾血症。入院后予静脉滴注依达拉奉及长春西汀改善脑缺血，泵入硝普钠降压，泵入艾司洛尔控制心率，口服氯化钾缓释片补充电解质。患者血压、心率控制不理想，随后治疗方案更改为口服硝苯地平控释片（60mg，qd）、厄贝沙坦（0.3g，qd）、特拉唑嗪（2mg，qn）、酒石酸美托洛尔片（50mg，tid），持续泵入乌拉地尔（20mg/h）、艾司洛尔（32mg/h），心率控制在70次/分左右，血压（100～120）/（50～60）mmHg，患侧肌力明显好转，但仍频发左侧胸闷或胸痛，放射至左侧背部，进食后明显，并伴有上半身大汗出。

2019-3-8，一诊：轻度头晕、头胀痛，偶有胸痛掣背，口渴喜饮，口苦，口中异味明显，腹胀，纳差，大便5日未行，口服乳果糖、外用甘油灌肠仍未解，左侧肢体减退，上肢肌力4级，下肢2级。舌黯红，苔腻，脉滑有力。

临床思维：患者为水暖工，平素体质壮实，起病时无外感诱因，辨为内伤病。疾病初起即剧烈胸痛，继而合并急性脑梗死，出现头晕头痛，中医可诊为卒心痛、中风。张元素论治中风病云：外有六经证型者可用续命汤，内有便尿阻隔者可用三化汤（即小承气汤加羌活）。患者目前口渴、腹胀、便秘，阳明腑实证明显，无论是针对卒心痛还是中风病，都要首先解决阳明腑实证问题。患者同时存在口苦、头晕、头胀痛、胸痛掣背等少阳症状，治疗需要兼顾调节少阳气机。

予大柴胡汤合四妙勇安汤、桃核承气汤加减。

柴胡 30g，生大黄 15g，枳实 30g，黄芩 15g，清半夏 15g，赤芍 30g，桃仁 30g，芒硝 10g（冲服），当归 30g，银花 30g，玄参 30g，桂枝 15g，生甘草 10g，生姜 10g，大枣 10g。3 剂，颗粒剂，每日 1 剂，温水冲服，每日 2 次。

方药分析：大柴胡汤主治少阳阳明合病，既能调节少阳气机，又能内泄阳明热结，故选此为主方。患者病变核心在于血脉闭阻，合入桃核承气汤以增强逐瘀泄热之效。四妙勇安汤出自《验方新编》，但有方无名，主治"脱骨疽"，"四妙勇安汤"之名首见于 1958 年第 11 期《中医杂志》刊载的"治疗血栓闭塞性脉管炎的报告"一文，现代药理研究证实四妙勇安汤有溶解血栓以及抗炎、保护血管的作用。刘清泉教授受此启发，将四妙勇安汤加毛冬青用于肺栓塞的抢救治疗。此处借鉴老师经验用于主动脉夹层的"专方"治疗。

2019-3-13，二诊：患者服上方后诸症皆减，大便每日 3 次以上，故去芒硝继续服用；肌力逐渐恢复，左上肢近端肌力 5 级，远端肌力 4 级，左下肢肌力 2 级。但心率、血压控制不佳，停用硝普钠，更改为泵入盐酸乌拉地尔注射液联合口服硝苯地平控释片降压，泵入盐酸艾司洛尔、口服倍他乐克控制心率，血压控制在 120/60mmHg，心率 70 次 / 分左右。刻下症见：偶有头晕，无头胀痛，胸痛缓解，无口渴口苦，口中异味减轻，无腹胀，纳馨，大便每日 3 次，黄色软便，舌黯红，苔腻，左脉弱，右脉滑而有力。腑气虽通，内热仍盛，继以前方加减：

柴胡 30g，酒大黄 15g，枳实 30g，黄芩 15g，清半夏 15g，苍术 15g，虎杖 30g，赤芍 30g，当归 30g，银花 30g，玄参 30g，桂枝 15g，生甘草 10g，生姜 10g，大枣 10g。3 剂，颗粒剂，每日 1 剂，温水冲服，每日 2 次。

方药分析：患者服药后大便已通，故减去芒硝，减去芒硝后大便次数仍偏多，故进一步将生大黄改为酒大黄以减轻泻下之力。患者苔黄腻如故，故加用苍术燥湿、虎杖利湿，虎杖还有清热解毒、透邪外出之效。刘清泉教授常在治疗耐药菌感染中应用虎杖，与黄芪、当归、金银花、青蒿共同组成其经验方——芪归银方，扶正兼透邪。二诊用中含虎杖、当归、银花，亦有此意。

2019-3-16，三诊：患者服上方后症状无明显变化，西医方面继续调整静脉及口服用药。厄贝沙坦 0.15mg，qd；拜新同 30mg，qd；特拉唑秦 2mg，qn；倍他乐克 50mg，tid；持续泵入乌拉地尔 45mg/h、艾司洛尔 90mg/h。大便每日 1 次，稍费力，左下肢肌力 3 级，余症状同前，舌苔同前，右脉滑而有力（较前减轻）。

柴胡 30g，生大黄 10g，枳实 30g，黄芩 15g，生薏苡仁 30g，冬瓜子 30g，桃仁 30g，虎杖 30g，赤芍 30g，当归 30g，银花 30g，玄参 30g，忍冬藤 60g。5 剂，颗粒剂，每日 1 剂，温水冲服，每日 2 次。

方药分析：此诊本应加毛冬青 60g，因院里无此药，改为忍冬藤 60g。舌红苔黄腻同前，故去桂枝、苍术之温燥，改予生薏苡仁 30g，冬瓜子 30g，以清利湿热痰浊。

2019-3-21，四诊：患者血压趋于平稳，将乌拉地尔减至 30mg/h。偶有胸闷、胸痛、心悸，持续一两小时，床旁血管超声提示主动脉、右颈动脉、腹主动脉可见带状强回声飘动，夹层较前扩大。纳眠可，小便调，大便每日 1 次。舌苔无变化，左脉中取细、沉取滑，偏弱，右脉滑。

临床思维：三诊后患者脉象减弱，郁热渐消，腻苔始终未化，是为湿瘀阻于中焦，上下气机不通。患者胸闷、胸痛、心悸症状加重，持续时间较前延长，B 超检查显示夹层病变加重，提示原治疗方案虽然缓解了患者的少阳阳明合病，但并未能改善主动脉夹层的病情，患者症状在进食后加重，分析其原因是进食后饮食停滞在中焦，中焦气机阻滞加重，故导致胸闷、胸痛、心悸症状加重。因此转换思路，以理气化痰湿、调畅中焦气机为主。

予温胆汤合平胃散加减。

清半夏 15g，陈皮 10g，茯苓 20g，炙甘草 10g，枳实 20g，竹茹 20g，厚朴 10g，草果 10g，槟榔 20g，木香 10g，藿香 10g，佩兰 10g，砂仁 6g，苍术 30g。3 剂，颗粒剂，每日 1 剂，温水冲服，每日 2 次。

2019-3-25，五诊：患者胸闷、胸隐痛较前发作频繁，进食后明显，且伴有上身汗出，一两小时后自行缓解，今日稍有好转，上述症状未发作，大便 2 日一行，左上肢肌力 5 级，左下肢肌力 4 级。舌黯苔腻，脉整体转弱，右侧稍强。

予瓜蒌薤白半夏汤合平胃散、桂枝汤。

全瓜蒌 30g，薤白 10g，清半夏 15g，丹参 30g，枳实 15g，厚朴 15g，苍术 30g，桂枝 15g，炙甘草 10g，白芍 15g，生姜 10g，大枣 10g。7 剂，颗粒剂，每日 1 剂，温水冲服，每日 2 次。

方药分析：患者服药3剂后胸闷、胸痛开始缓解，故仍守化痰湿、调中焦之治法。以瓜蒌薤白半夏汤祛痰宽胸止痛为主，合平胃散调畅中焦气机，枳实代替陈皮以增强行气之力，合入桂枝汤治疗上半身汗出，加入丹参以活血化瘀通脉。

2019-4-2，六诊：胸闷、胸痛发作次数减少，1～2天发作一次，轻微口苦、口干，大便2日一行，排便费力，大便黏。左上、下肢近端肌力5级，远端肌力4级。舌质转红，舌苔较前黄腻，脉同前。此时患者家属再次征求阜外医院专家意见，告知因有脑梗死，故起病3个月后才可行手术治疗。

临床思维：患者经治疗后，主动脉夹层症状已经明显缓解，但短时间内无手术修复动脉夹层的可能，故中药治疗应以促进血管夹层修复为主。方药中并无可直接用于修复主动脉夹层者，只能基于中医理论分析疾病，拟定方药。主动脉A型夹层病变在于胸部、在于血脉，王清任《医林改错》所拟血府逐瘀汤正是主治胸中血瘀诸证，适应证广泛，故选用此方为主方。

予血府逐瘀汤加化湿理中焦之品。

当归30g，生地黄30g，桃仁20g，红花10g，赤芍30g，枳壳15g，炙甘草10g，柴胡20g，川芎20g，桔梗15g，川牛膝30g，苍术30g，藿香10g，草果10g。7剂，颗粒剂，每日1剂，温水冲服，每日2次。

方药分析：患者大便尚不畅。导师刘清泉教授擅用血府逐瘀汤调理肝脾气机以清血分之热，在临床中观察到患者服药后往往能达到通便之效。针对其苔腻难化，仍加用苍术、藿香、草果，以化湿浊，调畅中焦气机。

治疗结果：患者在ICU卧床治疗1个月后，胸闷、胸痛症状已不明显，于2019年4月6日好转出院，院外继续口服酒石酸美托洛尔片、硝苯地平控释片、盐酸特拉唑嗪、厄贝沙坦片、咪达普利片控制心率、血压。6月26日门诊随诊，患者走路已与常人无异，唯走路多后感胸闷，因安贞医院告知手术弊大于利，未行手术治疗。

按语：本例患者主动脉夹层范围较广，治疗的难点在于合并了急性脑梗死，所以无法立即急诊手术治疗，只能选择稳定血压、控制心率、缓解疼痛等保守治疗。而中医采用整体治疗，针对症状、病机辨证施治，结合经验效方加减应用，最终不仅缓解了急性症状，而且避免了手术治疗，恢复到了平时的生活状态，足见中医治疗急性病、危重病、复杂病临床疗效卓著，优势突出，应该不断拓展适宜病种，造福更多的患者。（丁雪霏、陈腾飞诊治）

2. 续命汤治疗急性脑出血案

患者邹某，女，54 岁，2021 年 4 月 20 日因为急性脑出血就诊，进行中西医结合诊治。

病例摘要：2021 年 4 月 20 日，患者因"突发左侧肢体活动不利伴语言不利 1 小时"就诊。患者 1 小时前，无明显诱因突发左侧肢体活动不利、言语不利，就诊于某医院，查体：左侧上下肢活动不利、肌力均为Ⅳ级，尚能抬举，但不能持物。头 CT 提示右侧基底节区脑出血（少量）。患者既往高血压 1 级，脑梗死后遗留左手麻木。以"脑出血急性期"收入院治疗，予静脉滴注甘露醇脱水、醒脑静醒脑开窍等治疗。

2021-4-21，一诊：患者神志清楚，精神差，言语不清，坐起后头晕，无头痛，食欲欠佳，无口干口苦，2 日未大便。血压 160/90mmHg。舌暗，苔薄白腻，脉弦。

临床思维：患者属于中风病中经络，外有六经证形，内无二便阻隔（虽 2 日无大便，但无所苦，故非内结之证），治疗应散风通络，予《古今录验》续命汤加减。

生麻黄 9g，桂枝 15g，杏仁 15g，炙甘草 10g，当归 20g，川芎 15g，干姜 9g，生石膏 20g，红参 9g，清半夏 15g，胆星 9g，菖蒲 15g。颗粒剂，3 剂，24 小时内服用 2 剂。

方药分析：续命汤为治疗中风病经典名方，患者精神差、疲乏，虚弱症状突出，故使用人参而非党参。患者舌苔白腻，故加入清半夏、胆南星、菖蒲以化痰浊开窍。24 小时服用 2 剂，是急症救治常用方法，是谓"以知为度"。

2021-4-22，二诊：患者于 4 月 21 日 15 点开始服用中药，22 日 11 点时已服用上方一剂半，言语明显好转，左上肢可持物，坐起后无头晕，仍无大便，未诉其他不适。服药得效，守方续服。

生麻黄 15g，桂枝 15g，杏仁 15g，炙甘草 10g，当归 20g，川芎 15g，干姜 9g，生石膏 20g，红参 9g，枳实 20g，胆星 15g，菖蒲 15g。颗粒剂，7 剂，每日 1 剂。

治疗结果：始终未用通便药，患者 4 月 23 日大便通畅，是全身气机调畅的表现。此后诸症进一步减轻。守方服用至 4 月 27 日，除言语略缓慢外，诸症皆消。住院期间检查头 MRI、MRA，出血吸收，未见血管异常，于 5 月 8 日痊愈出院。其主管医生认为，较其他同等程度脑出血患者，邹某恢复很快。

2021-5-16，三诊：出院后自觉左侧肢体沉重，以补阳还五汤善后。

生黄芪 60g，当归尾 10g，川芎 10g，桃仁 10g，红花 10g，赤芍 15g，地龙 6g。每日 1 剂。（陈腾飞、丁雪霏诊治）

3. 厚朴三物汤、续命汤治疗急性多发性脑梗死案

缺血性脑卒中是指局部脑组织由于血液供应缺乏而发生的坏死，约占脑血管病的80%，主要包括动脉硬化性脑梗死和脑栓塞，具有发病率高、死亡率高、致残率高的特点，严重威胁着人类健康。缺血性脑卒中属于中医学"中风病"范畴。本病多是在内伤积损的基础上，复感外邪、劳逸失常、情志不遂等触发，临床主要表现为猝然昏仆、不省人事、半身不遂、口眼㖞斜、语言不利等。本案为肺癌晚期多发转移患者，既往多次化疗控制肿瘤进展，突发肢体活动不利、全身乏力、头痛，头颅核磁检查提示急性脑梗死，西医应用抗聚、降脂、控制基础病及对症止痛治疗，症状无缓解。结合四诊信息，该案患者阳明腑实气滞为标，气阳亏虚寒郁为本，先后使用《金匮要略》厚朴三物汤及《古今录验》续命汤加减治疗，取得了满意疗效。

患者，男，67岁，因"干咳3月余，突发左侧肢体活动不利1天"于2016年10月9日入住北京中医医院肿瘤科。

病历摘要：患者既往有肺癌（肿瘤多发转移）、高血压、冠心病、糖尿病、陈旧性脑梗死病史，先后于我院多次行GP方案（吉西他滨＋顺铂）化疗。1天前患者突发左侧肢体活动不利，时有头痛，全身乏力。血常规检查示白细胞 $3.37×10^9$/L，红细胞 $2.58×10^{12}$/L，血小板 $140×10^9$/L。头颅核磁检查示右侧大脑

多发性急性脑梗死。于 2016 年 10 月 9 日入住北京中医医院肿瘤科。入院后予急性缺血性脑卒中及基础病常规治疗，头痛仍间断发作，每日需肌注盐酸布桂嗪 200mg 缓解疼痛，左侧肢体活动不利及全身乏力进行性加重，生命体征较稳定。

2016-10-12，一诊：神清，精神差，头痛，左侧肢体活动不利，全身乏力明显，伴恶寒，时有咳嗽，咳少量白色黏痰，左上肢肌力 2 级，左下肢肌力 3 级，右侧肢体肌力 5⁻ 级，脘腹胀满，大便秘结，4 日未行。舌紫暗，苔浊腻微黄，脉沉弦。

临床思维：本例患者素有肺癌、冠心病、高血压、糖尿病、陈旧性脑梗死、化疗后骨髓抑制病史，素体内伤积损较重。突发左侧肢体活动不利，头痛、全身乏力明显，头颅核磁检查提示急性脑梗死，存在癌栓直接阻塞脑血管与动脉粥样硬化导致脑血栓形成两种。初次查房时患者脘腹胀满、大便秘结、恶寒等症状表现较为突出。导致病情突然加重的原因是阳气亏虚，风寒外侵，气血闭阻，上犯颠顶，发为中风与头痛。究其原因，是腑气不通，湿浊停聚，气机壅滞。再视舌质紫暗，苔浊腻微黄，乃腑闭湿滞、痰浊痹阻之象。再诊脉沉弦，确系阳气素虚，气滞腑实之候。治宜疏导气滞壅闭，荡涤胃肠积滞。

予《金匮要略》厚朴三物汤。

厚朴 30g，生大黄 20g（后下），枳实 15g。1 剂，急煎服。

方药分析：《金匮要略·腹满寒疝宿食病脉证治》云："痛而闭者，厚朴三物汤主之。"以厚朴三物汤疏导肠胃，荡涤实邪。1 剂后，腑实便闭得通，气机壅遏得开。服药后得下，所下非燥屎，盖便浊也。《伤寒论》阳明病篇所论承气汤之神昏谵语，发狂喜妄，皆为肠热犯脑之征象。此患头痛，病位在脑，一下而痛减，此所谓上病下取，亦属肠热犯脑之证。初诊处方点睛之处在于厚朴三物汤虽非直接治疗头痛之方，但通过开便闭，通腑气，达到了升清阳、降浊阴、通气滞的目的。

2016-10-13，二诊：患者于 10 月 13 日下午 3 时及晚 9 时分别服中药两次，10 月 14 日凌晨 1 点大便通解，粪便黏滞黑色，但便量不多，便后数分钟持续头痛即减。今晨 7 时又排便一次，便量较多，再次排便后，脘腹胀满、头痛再减。至今日查房，腑实便闭得通，气机壅遏得开，头痛随之减轻。肢体活动不利及全身乏力、恶寒并无改善，舌质紫暗，苔白腻，脉沉弱。

临床思维：患者胀满及头痛均减，考虑胃肠积热渐清，素体阳气亏虚、寒痰血瘀互结，兼有风寒郁闭之象显露。治宜温散宣通，益气活血。

予《古今录验》续命汤加味。

黄芪 90g，麻黄 12g，桂枝 10g，石膏 30g，干姜 15g，当归 20g，党参 30g，炙甘草 10g，苦杏仁 15g，酒大黄 6g，枳实 10g，焦三仙 30g。3 剂，水煎服，早晚分两次分服。

方药分析：《金匮要略·中风历节病脉证并治第五》云：“《古今录验》续命汤，治中风痱，身体不能自收，口不能言，冒昧不知痛处，或拘急不得转侧。”药物配伍看似从外风立论，与宋代以后诸医家所认识中风病“内虚邪中”相悖，但此方治阳虚感寒所致中风，疗效颇佳。本方重用麻黄、桂枝、干姜，意在温散宣通，破癥坚积聚；辅以大量益气活血之品，使血脉畅通；佐以少量通腑之品，攻逐胃肠余热。

2016-10-16，三诊：患者周身乏力较前明显好转，头痛已平，腹胀显减，大便正常，左侧肢体肌力 4 级，右侧肢体肌力 5 级，已可独立行走，无恶寒，唯全身微汗出。《金匮要略》载《古今录验》续命汤方后注云，服后“当小汗，薄覆脊，凭几坐，汗出则愈”，此乃佳象也。尚有肺癌导致干咳缠绵难愈，整体病情基本稳定，但据病机，尚须利湿化饮、解毒散结。

上方去酒大黄、枳实，加茯苓 30g，细辛 3g，草河车 30g，白花蛇舌草 30g。3 剂，水煎 2 次，分早晚口服。

治疗结果：经治疗患者左侧肢体肌力渐复，已可独立行走，周身乏力较前明显好转，头痛已平，腹胀大减，大便恢复正常，唯有肺癌病所致干咳缠绵难愈，略加利湿化饮、解毒散结之品。经数日治疗，血常规检查示白细胞 $4.14×10^9$/L、红细胞 $2.89×10^{12}$/L、血小板 $318×10^9$/L，患者症状好转出院，未遗留语言不利及肢体活动不利等后遗症。

按语：《伤寒杂病论》所载方剂，是古人长期医疗经验的总结，后世尊称为"经方"。厚朴三物汤虽与小承气汤药味相同，但药物比例及主治均有所不同，厚朴三物汤重用厚朴以行气除满，恰合本案初诊病机。续命汤种类颇多，其中以《备急千金要方》小续汤及《古今录验》续命汤最为常用，唐宋以前应用甚广，孙思邈在《备急千金要方》以"诸风服之皆验"来评价续命汤，可见该方之效甚佳。续命汤在治疗中风病方面具有一定特点，辨证准确时效如桴鼓，本案患者的疗效即是明证。（邵飞诊治）

4. 中西医结合治疗爆发性心肌炎案

  心肌炎指由各种原因引起的心肌炎性损伤导致的心脏功能受损，现代检查手段可发现心脏收缩或舒张功能受损，心肌损伤标记物升高。暴发性心肌炎是心肌炎最严重的一种临床类型，起病急骤，进展迅速，很快出现循环衰竭以及各种恶性心律失常，并可伴有多脏器功能不全，通常需要使用血管活性药物、正性肌力药物来维持基本循环或需要脏器支持手段，病死率高。暴发性心肌炎属于中医"心瘅"，也有部分可归为"风温""胸痹""猝死"范畴，该病急性期温热邪毒袭心，亚急性期瘀毒互结，心气不足，慢性期余邪未尽，气阴两虚。

  患者姚某，男，64 岁，因"间断发热伴剑突下痛 3 天，突发意识丧失 3 小时"，于 2019 年 9 月 24 日收入北京中医药大学东直门医院 ICU 二区。

  病历摘要：患者入院前 3 天无明显诱因出现发热，体温 38.3℃，伴轻微剑突下痛，乏力，无咳嗽咳痰，无胸闷憋气，无尿频尿急，无恶心呕吐，自服解热镇痛药后体温恢复正常，此后每日间断发热，最高体温 38.5℃，仍伴轻微剑突下痛，入院前 3 小时（就诊期间）突发意识丧失，医护人员判定心跳呼吸骤停，立即予心肺复苏，抢救约 30 分钟后恢复窦性心律，收入北京中医药大学东直门医院 ICU 二区。入院症见：深昏迷状态，缩血管药物维持血压，经口气管插管，有创呼吸机辅助通气，发病前饮食、睡眠及二便均如常，体重未见明显变化。既往脑梗死5年，遗留左侧肢体活动不利，继发性癫痫5年，长期服用丙戊酸钠缓释片（0.5g/d）。查体：T 36.0℃，P 104次/分，R 20次/分，BP 88mmHg/61mmHg，舌红苔黄，脉沉弱。双侧瞳孔等大等圆，直径4mm，双侧对光反射迟钝，两肺呼吸音粗，两肺可闻及少量散在湿啰音。心前区无隆起，心尖搏动位于左锁骨中线外0.5cm，无震颤和抬举性心尖搏动，心率104次/分，心律齐，各瓣膜听诊区未闻及病理性杂音，未闻及心包摩擦音。腹软，按压无痛苦表情，肠鸣音1次/分。四肢无水肿。颈抵抗阴性，四肢肢体肌张力正常，肌力检查不合作，生理反射存在，病理征未引出。WBC 29.06×10^9/L，ALT 250U/L，AST 580U/L，CK 2140U/L，CKMB 206U/L，LDH 1380U/L。心梗三项：MYO > 900ng/mL，CTNI 2.4ng/mL，Pro-BNP 8010pg/mL。心电图：窦性心律，V_2～V_6导联T波倒置。超声心动见左室收缩、舒张功能减低，广泛性室壁运动异常，左心室射血分数低于30%，少量心包积液。胸片示双肺纹理增重。中医诊断：猝死（热毒袭心，气阴两虚）。西医诊断：爆发性心肌炎、心源性休克、心肺复苏成功术后、脑梗死后遗症期、继发性癫痫。西医治疗予多巴胺、去甲肾上腺素强心、维持血压，艾司洛尔（静脉泵入）和酒石酸美托洛尔抑制交感神经兴奋、控制心室率、降低心肌耗氧，呋塞利尿以减轻心脏负荷，极化液稳定心肌细胞膜，三磷酸腺苷二钠静脉推注、曲美他嗪片鼻饲改善心肌细胞代谢，人免疫球蛋白静脉滴注增强免疫力，甲强龙静脉滴注减轻炎症反应，有创呼吸机呼吸支持，营养支持等。

2019-9-27，一诊：患者深昏迷，发热，体温最高39.2℃，四肢厥逆，大剂量缩血管药物维持血压，无大便，舌红苔黄，脉沉弱细滑。

临床思维：本例患者急性起病，起病之初发热，体温38.8℃，乏力，属于风热邪毒由口、鼻、咽喉而入，邪毒由表入里，留而不去，内舍于心，心脉痹阻，心失所养，则悸动不定。本患者邪毒化热，邪热炽盛，耗伤气阴严重，故发病3日即发展为气阴两脱之猝死。一般认为，本病属于本虚标实、虚实夹杂之证，虚以正气虚、气阴两虚为主，实以热毒邪气为主。本例患者刻下高热、神昏、舌红苔黄、肢厥，属于热毒炽盛，痹阻心脉，气阴暴脱，治宜益气养阴固脱，清热解毒，活血通络。

参麦注射液静脉滴注。

金银花45g，连翘15g，板蓝根30g，大青叶15g，玄参30g，芦根45g，葛根30g，当归30g，酒大黄15g，甘草6g，知母6g，川芎6g，柴胡15g。3剂，水煎，每2小时鼻饲一次。

方药分析：方中金银花、连翘、知母、板蓝根、大青叶清热解毒，疏风解毒；玄参、芦根清热解毒滋阴；葛根解肌退热、生津；当归、酒大黄活血化瘀；柴胡、川芎走而不守，行气活血，以改善心脉痹阻；甘草调和诸药。

2019-9-28，二诊：患者深昏迷，体温37℃，四肢冰冷，大剂量缩血管药物维持血压，大便难，舌红苔黄，脉沉弱细。证属热毒袭心，气阴两虚，治宜清热解毒，益气养阴。

金银花30g，连翘15g，炒栀子15g，淡竹叶30g，太子参30g，南沙参30g，玄参60g，知母6g，当归尾30g，酒大黄20g，炙甘草6g，桂枝6g，川芎6g。3剂，每天1剂，水煎，胃管灌服。

方药分析：患者体温明显下降，脉沉弱细，热毒之邪已去多数，去板蓝根、葛根、大青叶；热毒耗气伤阴，正气已虚，加入太子参、南沙参以益气养阴；予金银花、连翘、栀子、淡竹叶清热解毒，玄参剂量较上方加倍以达到清热解毒滋阴疗效；

调整当归为当归尾，加强活血作用，加酒大黄量以达通腑之效，并给予小剂量桂枝以温通心阳。

2019-9-30，三诊：患者浅昏迷状态，体温37.4℃，四肢末梢仍凉。心脏功能改善，休克改善。床边超声心动检查示患者左室收缩功能增加至EF47%，左室壁运动欠协调。多巴胺已停用，仅保留小剂量去甲肾上腺素静脉泵入维持血压。腹胀，无大便，舌红苔白，脉沉弱。证属气阴两虚，正虚邪恋，治宜补气养阴，温通心阳，佐以清热解毒。

太子参30g，玄参60g，生晒参10g，南沙参30g，知母6g，桂枝30g，金银花20g，淡竹叶30g，连翘10g，当归尾30g，酒大黄20g，炙甘草6g，川芎6g，火麻仁30g。5剂，每日1剂，水煎，胃管灌服。

方药分析：太子参、玄参、生晒参、南沙参补气养阴，佐以桂枝30g温通心阳；体温未完全恢复正常，正虚邪恋，予知母、金银花、连翘、淡竹叶清上焦余邪，加火麻仁滋阴润肠通便。

2019-10-5，四诊：患者神志转清，嗜睡状态，呼唤可睁眼。体温37.2℃。休克进一步改善，四肢末梢皮温可，升压药物已完全停用。患者心肌损伤标记物、心衰标记物指标明显好转。双下肢轻度水肿，大便隔日1次，舌淡苔白，脉细弱。治疗以益气养阴、温通心阳为主，佐以清热解毒。

生晒参10g，炙甘草6g，桂枝15g，川芎6g，玄参30g，知母6g，金银花10g，淡竹叶10g，连翘10g，当归尾10g，酒大黄15g，火麻仁30g。5剂，每日1剂，水煎，胃管灌服。

治疗结果：患者经ICU中西医结合治疗11天后，病情明显改善。原本两种升压药物维持血压，至10月5日已经完全停用；心脏功能、心肌损伤标志物也明显好转；体温由最初的

39.2℃降至正常，胃肠功能恢复正常，可以隔日排便。但家属于2019 年 10 月 8 日放弃治疗，在拔除气管插管、脱离呼吸机的当天夜间猝死。

按语：心肌炎和急性心肌梗死往往容易混淆，心肌炎起病多伴有类似感冒的症状，但两者的危害不分上下。一旦发现有胸闷、心慌，或者胸痛、后背不适的症状，还需及时诊治，尤其是老年人。该患者入院前曾经心肺复苏，入院后心肌酶和心肌损伤标记物升高容易使人产生是因为心肌炎还是复苏所致这样的疑问，经专家会诊讨论认为是心肌炎导致上述指标升高。此患者入院前 3 天发热伴剑突下痛、乏力，入院前就诊期间猝死，超声检查见左室收缩、舒张功能减低，广泛性室壁运动异常，左心室射血分数低于30%，少量心包积液，且伴有心肌酶、心肌损伤标记物的升高，诊断初步明确后给予爆发性心肌炎的相关治疗。治疗重症需要时时观察患者对治疗的反应，及时调整治疗方案，管床医师最初每 2 小时给患者经胃管灌服汤药，调整缩血管药物剂量，调整呼吸机参数等，这可能是该患者治疗过程中相关指标稳定并趋向好转的因素之一。经治疗患者的心肌酶和肌钙蛋白 I 明显下降，几乎接近正常值，但其心衰标记物 Pro-BNP 始终未恢复正常，10 月 8 日拔出气管插管当日的水平是 8160pg/mL（正常值 0 ～ 900pg/mL），因此认为患者心力衰竭未缓解，而拔出气管插管、停止有创呼吸机辅助通后将加重左心室负荷，这可能是其猝死的主要原因。该患者心肺复苏时有误吸，因此入院时吸入性肺炎诊断明确。另外，文献报道超过 48 小时的有创呼吸机通气呼吸机相关性肺炎的发生率超过 50%。该患者心衰合并肺炎，后期可能存在导管相关性感染，多方面因素导致其猝死。

刘清泉教授点评本则医案时指出，暴发性心肌炎常见热毒内闭、厥脱并见，常需用大剂量益气固脱药。本例患者因为使用了激素、丙种球蛋白，证候发生了变化。西药能对疾病有效，自然会对于中医证型产生影响，中医生一定要了解西药。这例患者早期短程使用了甲强龙，起到了温阳的作用。丙种球蛋白的应用对于热毒症状会有所掩盖。激素使用超过两周或达到一定量时，舌体会变胖，这是壮火食气的结果。长期口服激素，表现为先温燥伤阴，最后壮火食气伤阳。刘清泉教授指出，大量服用激素的肾病患儿，表现为面容、体型变胖，舌头胖红而光嫩，乍一看很像阴虚，实质是伤阴损精，继而伤阳，此时六味地黄汤不如金匮肾气丸（汤），因后者阴中求阳，阳中求阴。

（张庆诊治）

5. 宣白承气汤、麻杏石甘合小陷胸汤治疗肺心病心衰案

　　慢性阻塞性肺疾病是一种常见的、可预防和治疗的慢性气道疾病，其特征是持续存在的气流受限和相应的呼吸系统症状。中医多将其归属于"肺胀""喘证"范畴，病理性质以痰浊、水饮、瘀血为主，病性有偏实、偏虚的不同，实者以痰浊、痰热闭肺为主，虚者以肺气亏耗、肾虚不纳为主，治疗上根据标实与本虚的不同，采取祛邪宣肺、清热化痰、补益肺肾等治疗。

　　病历摘要：患者齐某，男，79岁，因"间断咳嗽、咳痰10年，喘憋3年，加重伴发热2天"于2019年3月24日来诊。患者10年前无明显诱因出现咳嗽、咳痰被诊断为"慢性支气管炎、肺气肿"，未予系统诊疗，每于冬春季及受凉后咳、痰、喘加重。3年前因咳嗽咳痰加重伴喘憋，于外院诊断为"慢性阻塞性肺疾病、心功能不全"，反复于外院呼吸科、心内科住院治疗，经抗感染、解痉、化痰平喘、利尿等治疗后症状好转。2天前受凉后出现发热，最高体温38.3℃，咳嗽、咳痰及喘憋加重，双下肢水肿，于外院查白细胞、中性粒细胞、C反应蛋白均明显升高，血气分析示Ⅱ型呼吸衰竭，治疗上予吸氧，莫西沙星联合舒普深抗感染，托拉塞米利尿，氨溴索、多索茶碱、复方异丙托溴铵、布地奈得雾化吸入解痉化痰平喘。患者喘憋呈进行性加重，夜间不可平卧，仍有低热，于2019年3

月 24 日 10 时入住北京中医医院心内科 CCU 病房。入院后血气分析：pH 7.34，$PaCO_2$ 55.8mmHg，PaO_2 68.4mmHg，HCO_3^- 27.4mmol/L。NT-proBNP4798pg/mL。超声心动图：EF48%，双房增大，三尖瓣中量反流。治疗予无创呼吸机辅助通气（模式 S/T，$IPAP14cmH_2O$，$EPAP6cmH_2O$，f 18 次 / 分，FiO_2 55%），抗生素、利尿、化痰等治疗暂同前，留取相关标本做病原学培养。

2019-3-24，一诊：喘憋明显，痰灰黑质黏，难于咳出，痰量不多，微咳，动则喘甚，需持续使用无创呼吸机辅助呼吸，口干口渴，发热，无恶寒，夜间不能平卧，彻夜难寐，咳吐黏痰后则喘憋渐平，腹胀，小便量少，4 日未大便，舌红，苔根部白腻，脉浮滑数，双手寸脉大。查体可见桶状胸，听诊双肺呼吸音粗，可闻及干鸣音，脘腹胀满，无压痛，肠鸣音减弱，双下肢中度可凹性水肿。

临床思维：患者咳喘多年，病程日久，发展为肺胀、水肿等疾病。此次受凉后出现发热，咳喘加重，同时伴口干口渴，考虑风温之邪外侵，风温渐次入里，阳明腑气不通，肺气不降，宿病被外邪引发，喘促不宁，痰涎壅盛。喘憋痰黏，乃因风温侵袭，肺气不降所致。腹胀便闭乃阳明胃家实表现。结合患者舌红、脉浮滑数、寸脉大，辨证为风温犯肺、痰热腑实证。治宜清化痰热，宣肺通腑，兼以疏散风热。

予宣白承气汤加减。

生大黄 15g，瓜蒌皮 45g，生石膏 45g，杏仁 15g，桔梗 10g，桑叶 15g，皂角刺 10g，葶苈子 30g。2 剂，水煎服。

方药分析：宣白承气汤出自吴鞠通《温病条辨》，其云："阳明温病，下之不通，其证有五……喘促不宁，痰涎壅滞，右寸实大者，宣白承气汤主之。"此方宣肺化痰通腑，切合病机，但疏散风热邪气之力较弱，故加入桑叶、桔梗。皂角刺、葶苈子为张仲景治疗痰浊壅盛之要药。曹颖甫《经方实验录》记载他曾患痰饮咳喘，时时吐浊，服用皂荚调砂糖后，痰涎与粪便俱下，并感慨道："夫甘遂之破水饮，葶苈之泻痈胀，与皂荚之消胶痰，可称鼎足而三。"故在本案患者中加入葶苈子泻肺平喘、皂角刺消痰止咳。

2019-3-26，二诊：第一剂中药服后 4 小时后肠鸣音渐显（3～4 次 / 分）。3 月 25 日凌晨 3 点及上午 10 点分别排便两次，便质黏滞色黑，排便后，脘腹胀满及喘憋减轻。此诊患者喘憋、咳嗽明显好转，呼吸机参数下调。已无发热，痰色白质黏成块，痰量较前减少，易于咳出，仍口干不欲饮，恶心，乏力，纳食不馨，水肿好转，小便量增多，舌红，苔白，脉滑。考虑风热渐散，腑气得通，痰热阻于肺胃，治以宣肺通腑、清热化痰为法。

予麻杏石甘汤合小陷胸汤加减。

生麻黄 10g，杏仁 15g，生石膏 30g，清半夏 9g，生大黄 10g，瓜蒌 30g，黄连 10g，炙甘草 10g。5 剂，水煎服。

方药分析：初诊药后患者风热得散，腑气得通，大肠气壅渐开，肺气宣降渐复。方用麻杏石甘汤清热宣肺，合用小陷胸汤清热化痰。

治疗结果：经服上方 5 日后，发热退，咳痰利，腹胀除，水肿消，大便畅，遗留乏力、喘息动则加重、纳食差等症，后续以补益为法进行慢病调养。住院期间患者痰培养结果提示肺炎克雷伯菌，对莫西沙星及头孢哌酮舒巴坦钠耐药，停用上述抗生素。考虑患者症状逐步好转，复查外周血感染指标好转，未再加用敏感抗生素，抗感染方面以中药治疗为主。经治疗，患者白天已可用鼻导管吸氧，白细胞、C 反应蛋白恢复正常，相关理化检查均好转，病情好转出院。

按语：本案患者既往多次因"咳喘"住院治疗，用多种抗生素、支气管舒张剂、利尿剂，疗效尚可。但此次发病入院后经上述治疗，效果不佳，发热、水肿未缓解，咳喘呈进行性加重，心肺功能差。入院后西医治疗大致同前，以呼吸支持及抗感染、化痰、利尿等治疗为主。采用中医疗法后患者病情迅速改善，疗效显著。在患者服用宣白承气汤见效后，二诊予以麻杏石甘汤合小陷胸汤。应用本方时与同行医生讨论，有医生提出初诊后实邪已清，腑气通降后应中病即止，加之患者高龄，病程久，此诊脾胃运化不利之恶心、乏力、纳差等虚象渐显，全方应治以补益兼化痰为主。但本人认为该患者虽腑气暂通，但肺与大肠之宣降并未完全恢复，邪气由外而入，应速去之，邪去则正自复。张从正《儒门事亲》云："唯脉脱、下虚、无邪、无积之人，始可议补。其余有邪积之人而议补者，皆鲧湮洪水之徒。"本案患者二诊时，虚实夹杂，存在邪实未清的表现，故全方仍以宣肺通腑、清热化痰为法。本案患者虽为风热侵袭，宿痰及水饮被温邪引动，发为咳喘、水肿。此诊邪气由阳明出表，应用麻黄亦不足惧，应用麻黄配伍杏仁、石膏，可解表祛邪，以治寒热咳喘。温邪致病并非均是麻黄应用之禁忌，吴鞠通《温病条辨·下焦篇》记载麻杏石甘汤治疗热饮格拒，肺气不能下达之喘咳息促，就是明证。此外，患者前后二诊中药处方并无利水渗湿之品，但患者住院期间的利尿剂用量较前几次住院明显减少，水肿却快速消退，这是因整体治疗上重视气机的开通，肺气与大肠的通降，使得津液运行路径得开，津液可下输膀胱，从而使水肿快速消退。（邵飞诊治）

6. 泌尿系肿瘤围术期肺炎、谵妄、升压药依赖案

"围术期处理"是指为患者手术做术前准备和促进术后康复而采取的一系列医疗措施，从病人决定接受手术治疗开始，到手术治疗直至基本康复，包含手术前、手术中及手术后的一段时间，具体是指从确定手术治疗时起，直到与这次手术有关的治疗基本结束为止，时间约在术前5～7天至术后7～12天。中医作为一种有效的手段，可以在围术期诸多环节发挥作用，如中医情志医学可助力术前沟通，中医药在术前肠道准备、术后胃肠功能恢复中可发挥独特作用，针灸在围术期疼痛的管理优势突出，辨证论治扶正祛邪可优化围术期方案，中医药的免疫调节作用可加速患者术后康复。本则医案介绍的是一例基础病复杂的老年患者，在急诊手术后合并了感染、休克、胃肠功能障碍，经中医药的全程参与，使患者实现了快速康复。

陈某，男，78岁。因"间断尿血10余年，加重1天"于2018年11月16日就诊于北京中医医院急诊科，行膀胱镜手术治疗，术后病情危重，转入ICU。

病历摘要：患者诉自2001年开始出现间断尿血，无尿频、尿急、尿痛等症状，未予重视及治疗。4年前发现左侧输尿管、膀胱占位，性质待定，恶性肿瘤待除外。多次出现血尿、泌尿道感染，拒绝肿瘤专科系统诊治。1天前无明显诱因开始出现尿

血，尿液呈鲜红色，量约 500mL，半小时后出现排尿困难，下腹胀痛，无腰痛，无发热、恶寒，无头晕、头痛，在我院急诊科就诊，泌尿系 CT 检查示膀胱占位，膀胱内大量出血，为进一步系统诊治收入院。患者留置尿管，尿液鲜红，尿道口可见少量鲜血，间断下腹部胀痛，无腰痛，无发热、恶寒，无头晕、头痛，无心慌、胸闷，纳眠可，二便调。既往病史：2014 年 6 月因下肢动脉粥样硬化闭塞症，行右大腿截肢术。慢性阻塞性肺疾病病史 4 年余。2016 年于外院诊断为右侧股骨头坏死。4 个月前冠脉三支病变导致急性心肌梗死，已无法介入治疗，现规律口服阿司匹林（0.1g，qd）、波立维片（75mg，qd）抗血小板聚集，立普妥片（40mg，qn）降脂稳斑，倍他乐克片（25mg，bid）控制心室率、抑制心室重构，曲美他嗪片（20mg，tid）。诊断为血尿、膀胱占位性病变、左肾积水、泌尿系感染、陈旧性心肌梗死、冠状动脉粥样硬化性心脏病、慢性阻塞性肺疾病、下肢动脉粥样硬化闭塞症。患者在全麻、气管插管下行膀胱镜治疗，予以血肿清除、部分肿瘤电切术。患者术中循环不稳定，心率波动在 140 次 / 分上下，需要间断予升压药物维持血压，心电监护显示 ST 段广泛压低。术后转入 ICU。入 ICU 后予以升压药维持血压、输血、利尿、镇静镇痛、呼吸机辅助治疗、营养支持及抗感染治疗。

患者经综合治疗后，11 月 18 日心率已平稳，ST 压低已经消失，但氧合指数偏低，无法脱离呼吸机，仍需使用升压药物维持血压，不能撤减升压药物。大便三日未行，肠鸣音低。11 月 18 日复查胸片，考虑肺炎。患者因病情危重，泌尿系肿瘤血肿清除术后，已使用泰能防治感染，对于肺部病变已足以覆盖，但患者氧合指数＜100，较前仍未见改善。

2018-11-18，一诊：患者腹胀，便秘，面赤，时有躁动，脉沉小滑数。

临床思维：患者肺炎诊断明确，抗感染治疗三日，患者氧合指数仍未改善。从中医角度来看，患者面赤、便结，证属阳明内热，治疗应通降阳明。而其脉沉小滑数，为气机郁闭之象，治疗需要调畅气机。研究表明，在肺炎治疗中，通过清热通腑，可以促进肺炎的吸收，降低炎性介质，改善氧合指数。患者高龄，基础病多，尿血日久，手术创伤，均耗伤正气，且血压需要升压药物维持，存在气脱之证，故应配合补气固脱治疗。

予大柴胡汤加减。

北柴胡 30g，黄芩 15g，大黄 30g（后下），枳实 30g，赤芍 60g，清半夏 15g，红参片 30g（单煎）。3 剂，水煎服。

方药分析：此处使用大柴胡汤去掉了生姜、大枣，原方中生姜所以化饮止呕，配合大枣顾护中焦脾胃，而此时患者一派热邪内结之象，治疗只取大柴胡汤开达气机通便之效。重用赤芍可以起到凉血解毒、通便的作用。热邪内结，最易内陷营血，及早配合凉血治疗，可以先安未受邪之地。对于气脱之证，单味红参 30g 即可达到补气固脱的作用，此时人参只对治疗全局起辅助作用，用量不宜过大，过大则喧宾夺主。

2018-11-22，二诊：服药后，大便畅解，肠内营养喂养顺利。氧合指数接近 300，较前明显改善。复查胸部 CT，渗出已开始吸收，成功脱机，拔除气管插管。拔管后患者出现谵妄，夜不能寐，烦躁，血压仍需使用间羟胺维持，舌胖而红，苔薄腻而焦黄，脉虚滑。

临床思维：谵妄常见于阳明热结证，本患者经初诊使用大柴胡汤后，腑气已通，大便已解，面赤已减，而仍存在谵妄，故知其并非完全因阳明热结导致的谵妄，其舌苔焦黄，提示仍有热邪，综合分析，属于无形之热扰动心神而致，治疗应清心、凉营、除烦，兼养气阴。

南沙参30g，党参30g，丹参15g，郁金15g，麦冬30g，天冬30g，莲子心10g，淡竹叶15g。4剂。

方药分析：处方参考了《温病条辨》清宫汤之义，清宫汤由犀角（现用水牛角替代）、玄参、连翘、莲子心、麦冬、淡竹叶组成，此处去掉了过于寒凉的水牛角、连翘、玄参，改予性味较缓和的丹参以凉血，保留了其余三味并加天冬兼有养阴透邪作用的清心除烦药物。患者舌苔焦黄，脉见滑像，是有痰浊之象，故加入郁金化痰调神。南沙参与党参仍是针对其正气虚弱而用，起补气扶正作用。

2018-11-27，三诊：患者服药当晚，谵妄便改善，服用4剂后对答切题，晚上可自行入睡。大便需灌肠方能解出，小便间断予膀胱冲洗，停止冲洗期间已无血尿。升压药物间羟胺已明显减量。舌淡胖，苔薄白腻而润，脉虚滑。予归芍六君子汤益气养血。

当归20g，白芍20g，南沙参30g，茯苓20g，生白术15g，炙甘草10g，化橘红6g，法半夏5g。3剂。

方药分析：归芍六君子汤出自《笔花医镜》，主治脾胃不健，气血两亏，症见咳嗽痰多，纳少神疲，膨胀腹满，亦可见呕吐、下血、妊娠痢疾及妇人经水不调。此处用于患者术后气血恢复，其因尿血而大量失血导致气血两伤。舌淡胖，提示其脾气虚；舌苔白腻，脉虚中有滑，乃痰湿之象。此方之白芍、当归尚有养血润肠通便之效，可改善其大便干结不畅。

2018-11-30，四诊：患者诸症好转，唯独极少量之间羟胺不能撤减，用量波动在0.05～0.1μg/（kg·min）。舌淡胖，苔薄白腻，脉虚弦。加重峻补元气之力。

红参30g（单煎），苍术15g，生白术15g，当归15g。3剂。

方药分析：间羟胺易产生药物依赖，在临床非常常见。其解决方法是，用去甲肾上腺素泵入维持血压以替换掉间羟胺，再逐渐撤减去甲肾上腺素。中药则可以通过补气药物的应用，尤其参、附类的使用来撤减间羟胺。因患者舌淡胖，苔白腻，故加入苍白术以调中焦、化湿浊。脉虚弦，乃虚弱不足，也提示过用温药后阳气外浮，故稍加当归养血，以佐制全方的温散之性。

2018-12-3，五诊：间羟胺已减停，未诉不适，等待转入泌尿外科继续治疗。根据舌脉，予四君子汤加减，促进身体复原。

党参 30g，炒白术 15g，茯苓 20g，郁金 10g。3 剂。

方药分析：患者已成功脱离危重状态，过渡成为普通患者。其下一步需至泌尿外科治疗，以训练排尿，拔除术中所留置的尿管。患者康复后对于 ICU 都会产生抵触心理，封闭式的管理，与家属的隔离，会导致患者抑郁。四君子汤健脾理气，去甘草可减轻其中满之弊端，加郁金既可以解郁，亦可以调畅气机，促进脾胃运化。北京四大名医之首萧龙友先生，常以郁金、鸡内金二味配伍，以促进脾胃运化。

按语：本例患者高龄，基础病多，术后出现严重的肺炎，氧合指数＜100，经抗感染治疗 3 天仍未见改善，预后较差。但采用中药大柴胡汤治疗后，迅速纠正了危重状态，显著缩短了 ICU 治疗时间，减少了医疗费用，改善了临床结局。大柴胡汤是导师刘清泉教授治疗重症感染的常用方剂，其疗效确切。（陈腾飞诊治）